AF534596

Liebe Leserinnen und Leser,
wir freuen uns, dass Sie ein Buch des Smart & Nett Verlags in Ihren Händen halten und wünschen Ihnen viel Freude beim Lesen! Unsere Bücher sind sorgfältig lektoriert, recherchiert und produziert. Dennoch kann es passieren, dass der Fehlerteufel im Detail steckt. Falls Sie also fündig werden: Kleine Fehler dürfen Sie behalten, große gerne an uns melden, damit wir sie für die nächste Auflage berichtigen können. Kommentare zu Inhalten oder Meinungsäußerungen leiten wir selbstverständlich an unsere Autoren weiter. Eine genussvolle Lesezeit wünscht Ihnen
Smart & Nett

1. Auflage Oktober 2016
Smart & Nett Verlag, München
Veronika Peschkes und Dirk Walter GbR

Covergestaltung und Fotos: Smart & Nett Verlag
Hintergrundfoto: © celiafoto / Fotolia.com
Satz: Smart & Nett Verlag
Druck: booksfactory
Printed in EU

ISBN: 978-3-946406-09-9

www.smart-und-nett-verlag.de
Sie finden uns auch bei:
Facebook, Twitter, Instagram und YouTube

Oliver Brendel

Drölfzigmal klingeln

Vom Ironman zum Pflegefall und zurück

Eine wahre Geschichte

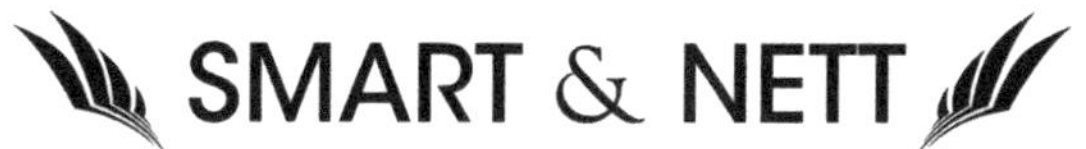

Inhalt

Über das Buch

Mit sportlichem Ehrgeiz und großartigem Humor spannt Oliver Brendel den Bogen von nahezu vollständiger Lähmung durch das Guillan-Barré-Syndrom bis zu neuen persönlichen Ironman-Bestzeiten und schließlich zu brillantem Erfolg, als er mit sprühender Energie ins neue Leben springt.

Lachen ist bekanntlich gesund – insofern trägt dieses Buch auch zu Ihrer Gesundheit bei!

Über den Autor

Oliver Brendel: Fernsehmanager, Ironman und ganz besonderes Ausnahmetalent in der Disziplin positives Denken. Dass man damit nicht nur Karriere in der TV-Glitzerwelt machen kann, sondern auch noch in kürzester Zeit eine Heilung erreicht, die in Fachkreisen als Wunder gilt, hat der Münchner Autor hinreichend bewiesen. Ob Filmproduktion oder Triathlon - heute lässt Oliver Brendel die Welt an seiner lebensfrohen Philosophie teilhaben und verrät die Geheimnisse seines Erfolges.

Oliver Brendel

Drölfzigmal klingeln

Vorwort von Uri Geller

Ich traf Oliver im Sommer 2007, kurz nachdem er seine Krankheit überstanden und an seinen Arbeitsplatz zurückgekehrt war.

Zusammen haben wir 18 wundervolle große Live-Shows produziert, immensen Erfolg gehabt und uns vom ersten Augenblick an fantastisch verstanden.

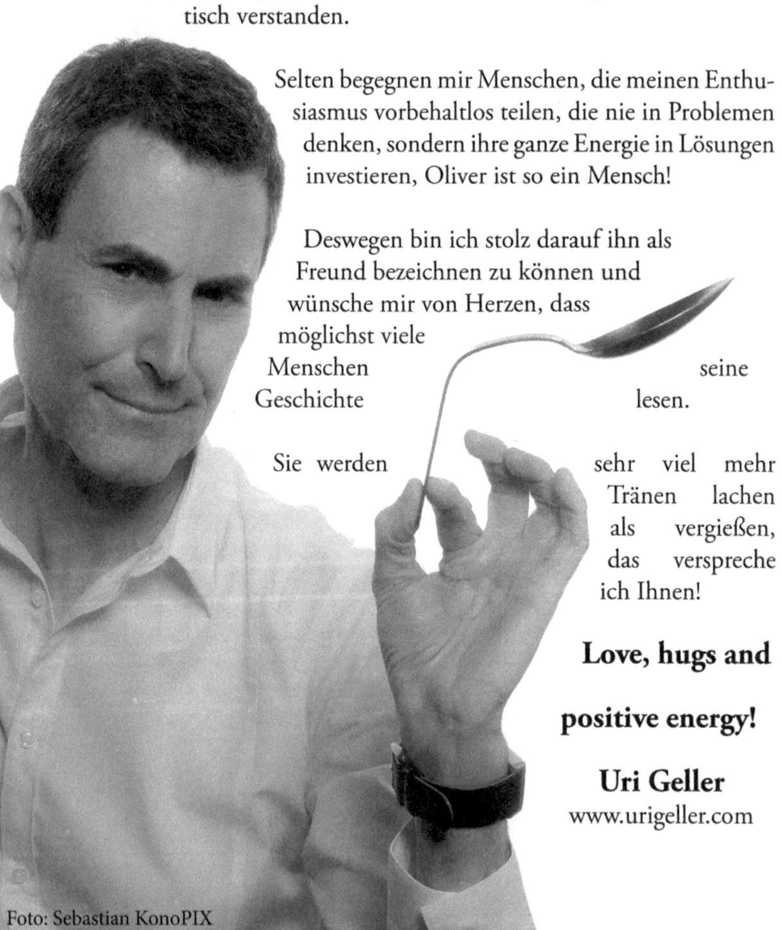

Selten begegnen mir Menschen, die meinen Enthusiasmus vorbehaltlos teilen, die nie in Problemen denken, sondern ihre ganze Energie in Lösungen investieren, Oliver ist so ein Mensch!

Deswegen bin ich stolz darauf ihn als Freund bezeichnen zu können und wünsche mir von Herzen, dass möglichst viele Menschen seine Geschichte lesen.

Sie werden sehr viel mehr Tränen lachen als vergießen, das verspreche ich Ihnen!

Love, hugs and

positive energy!

Uri Geller

www.urigeller.com

Foto: Sebastian KonoPIX

Foreword from Uri Geller

I met Oliver in the summer of 2007 shortly after he had survived his illness and returned to his workplace.

Together we produced 18 wonderful big live shows, immensely successful and loves us from the very first moment.

Rarely do I meet people who share my enthusiasm without reservation, who never think of problems but invest their entire energy into solutions. Oliver is such a man.

That is why I am proud to be able to describe him as a friend and I hope that many people will read his story.

You will laugh a lot more tears than shedding, I promise you.

Love, hugs and

positive energy!

Uri Geller
www.urigeller.com

1. Prolog

»Mein Gott, was ist nur mit dir los?« In den Augen meiner Frau spiegelte sich genau die Verzweiflung, die ich selbst gerade empfand. Wir starrten beide auf die zitternde Gabel in meiner linken Hand, die ich einfach nicht mehr zum Mund führen konnte.

»Ich weiß es nicht. Ich weiß es einfach nicht.« Irgendetwas war definitiv nicht in Ordnung. In meinem Körper geschah gerade Rätselhaftes.

Inzwischen war ich mir sicher, dass es etwas Schlimmes war. Und meine größte Sorge bestand darin, dass uns die Ärzte der Uniklinik Großhadern, wo ich seit heute Morgen untersucht wurde, einfach wieder nach Hause schicken würden. »Tja, seltsam Herr Brendel, aber organisch sind Sie vollkommen gesund. Ruhen Sie sich einfach ein wenig aus. Das wird schon wieder.«

Alle Untersuchungen waren bisher ohne Ergebnis geblieben; weder in meinem Blut noch in meinem Urin war eine Antwort zu finden. Es gab einfach keine Antwort auf die Frage, warum meine Körperfunktionen Schritt für Schritt ihren Dienst einstellten. Absurderweise war heute auch noch der erste April. Aber eigentlich hatte alles schon einen Tag vorher begonnen.

2. Wie alles begann

»Gott, ist das langweilig!« dachte ich mir, als ich mit der Fernbedienung in der Hand auf der Couch liegend, den groß angekündigten Box-Kampf Henry Maske gegen Virgil Hill ansah.

Henry Maske hatte sich 1996 mit einer Niederlage gegen eben diesen Virgil Hill in den Ruhestand verabschiedet. Aber über zehn Jahre lang konnte er nicht verschmerzen, dass er sich nicht mit einem Sieg verabschiedet hatte. Deswegen war er noch einmal zurückgekehrt und forderte Revanche. Und das tat er in einer derart leidenschaftslosen und vorsichtigen Gangart, dass ich mich ganz furchtbar langweilte vor dem Fernseher.

Mit meinen eigenen sportlichen Leistungen hingegen war ich sehr zufrieden. Die letzten beiden Tage hatte ich fast acht Stunden trainiert. Und auch wenn mir der heutige Siebzehn-Kilometer-Lauf ungewöhnlich schwergefallen war, lag ich voll im Plan. Auf dem Weg zu meinem dritten Ironman wollte ich diesmal wirklich alles richtig machen, um mir meinen Traum zu erfüllen: einen Ironman unter zwölf Stunden absolvieren!

2005 in Roth und 2006 in Klagenfurt hatte ich weder die Form noch die Erfahrung gehabt, dieses Ziel zu verwirklichen. Dennoch war ich mit meinen erreichten Zeiten von 12:51 bzw. 12:33 sehr glücklich. Aber dieses Jahr wollte ich es wissen. Noch nie war ich bereits Anfang April so fit gewesen.

Die Gattin war bereits schlafen gegangen, und so hing ich meinen Gedanken nach und zappte durch die TV-Kanäle. Aber alles andere war noch langweiliger als der Maske-Kampf. Mechanisch öffnete und schloss ich meine Hände zu Fäusten. Sonderbar! Beide Hände und auch meine Füße waren nun schon seit Minuten eingeschlafen. Egal, wie sehr ich sie bewegte, das pelzige, kribbelnde Gefühl ging einfach nicht weg.

Allmählich war ich ein wenig beunruhigt. Während der Vorbereitung auf einen Ironman-Wettkampf neigt man dazu, seinen Körper wie ein hysterischer Hypochonder zu beobachten. Jeder Infekt, jedes Problemchen kann Trainingszeit kosten und einen zurückwerfen. Schon letzte Woche hatte mich ein sonderbarer Magen-Darm-Infekt drei Trainingseinheiten gekostet. Das hatte ich zwar diese Woche mehr als wettgemacht, aber was war denn jetzt wieder los? Ein eingeklemmter Nerv, der alle vier Extremitäten beeinflusste? Aber Schmerzen hatte ich keine, nur eingeschlafene Füße und Hände. Na ja, morgen war das bestimmt weg!

»Irgendwas ist komisch mit meinen Händen und Füßen«, sagte ich noch zu meiner Frau, als ich mich neben sie legte. »Schlaf!«, murmelte sie und drehte sich auf die andere Seite. Hätte ich damals gewusst, was mir unmittelbar bevorstand, wäre es mir sicher schwerer gefallen, ihren Rat zu beherzigen.

Ich wachte mit einem ganz schlechten Gefühl auf, weil ich sofort registrierte, dass Hände und Füße immer noch pelzig waren. Morgen stand Laufen auf dem Trainingsplan, und zwar Tempo-Intervalle auf der Tartanbahn. Noch galt meine größte Sorge meinem dritten Ironman und meinem Training. Ich hatte ja keine Ahnung …

So schlich ich durch das noch schlafende Haus in den Keller und setzte mich an meinen Laptop. Mal googeln, was dauerhaft eingeschlafene Hände und Füße bedeuten konnten …

Nach ein paar Minuten gab ich es auf. Von Schlaganfall bis Gehirninfarkt war alles dabei. Und das war nun wirklich nicht zwingend das, was ich lesen wollte.

3. Arme weg

Mein Sohn rumorte oben in seinem Zimmer. Bei uns sind die Männer immer zuerst wach, während Tochter und Frau eher Langschläfer sind. Also Treppen wieder hoch, damit Jonas nicht das ganze Haus aufweckte, und den Stammhalter in die Arme geschlossen. Der Schock traf mich wie ein Blitz. Sofort war mir richtig schlecht. Sein kleines Kind auf den Arm zu nehmen ist eine automatisierte Bewegung, über die man überhaupt nicht mehr nachdenkt. Doch in diesem Moment passiert … NICHTS!

Meine Arme hatten keinerlei Kraft mehr. Ich konnte meinen dreijährigen Sohn nicht einen Millimeter vom Boden hochheben.

In zwei Stunden stand ein Sonntagsfrühstück bei guten Freunden an, langsam wurde es Zeit, unter die Dusche zu gehen. Aber irgendetwas musste ich tun! Irgendwer sollte sich das mal anschauen. Ich lag im Wohnzimmer auf der Couch und sinnierte darüber nach, ob ich mich hier gerade in etwas reinsteigerte oder ob ich womöglich ein ernsthaftes Problem hatte. Ich entschied mich für Ersteres. Erst mal frühstücken gehen und dann weitersehen. Als meine Frau runterkam, erzählte ich ihr die Highlights der letzten Stunden. Nur wenig später saß ich in der Notaufnahme der Uniklinik Großhadern.

4. Die Diagnose

Ich mochte den Arzt, der mich den ganzen Tag beharkte. Er hatte etwas von einem jungen Heinz Rühmann. Und er war unermüdlich. Er wollte unbedingt die Ursache herausfinden, genau wie ich. »War der Mund ihres Mannes immer schon so schief?« Meine Frau schaute mir kritisch ins Gesicht. »Äh … also, das weiß ich jetzt gerade irgendwie nicht.«

»So, dann testen wir mal Ihre Reflexe, bitte die Beine ganz locker lassen.« Meine Beine hingen reglos von der Liege, auf der ich saß, während Rühmann Junior meine Reflexpunkte mit einem Gummihammer bearbeitete. Keinerlei Reaktion. »Hm, seltsam. Gut, Herr Brendel. Wir haben ihr Blut getestet. Einen Schlaganfall ausgeschlossen. Kein Nerv ist eingeklemmt, es ist nichts gerissen oder gebrochen, sonst hätten sie auch Schmerzen. Dann müssen wir eine Lumbalpunktion durchführen. Dabei punktieren wir ihren Duralsack im Bereich der Lendenwirbel und entnehmen ihnen Liquor cerebrospinalis.« Ich blickte ihn verständnislos an. Meinen Duralsack punktieren? Das klang schmerzhaft und sogar ein wenig schlüpfrig. Er bemerkte mein Zögern und formulierte seine Erklärung im zweiten Versuch für Normalsterbliche, die nicht jede Staffel von Dr. House gesehen hatten. »Wir stechen Ihnen mit einer Hohlnadel in den Rücken und entnehmen von dort Nervenwasser; bitte beugen Sie sich vor.«

Hier eine kleine Anmerkung: Sollte bei Ihnen, geneigter Leser, jemals eine solche Untersuchung durchgeführt werden, bitte legen Sie sich danach hin! Bleiben sie auf gar keinen Fall in der Senkrechten! Sie werden das mit furchtbaren Kopfschmerzen bezahlen, die Sie den Rest ihres Lebens nicht mehr vergessen werden!

Nun saß ich also in der Krankenhaus-Kantine, konnte die Gabel nicht mehr zum Mund führen und wartete auf das Ergebnis dieser Lumbalpunktion.

»Komm lass uns wieder in die Notaufnahme gehen.« Meine Frau war nach einem ganzen Tag im Krankenhaus ein wenig ausgelaugt. Außerdem musste sie unsere Kinder irgendwann abholen, die wir spontan bei meiner Mutter geparkt hatten. Im Warteraum der Notaufnahme eilte Doc Rühmann mit einer Wurstsemmel und einer Literflasche Cola an uns vorbei. Scheinbar seine einzige Mahlzeit des Tages. Nie werde ich verstehen, warum gerade Ärzte, die all die schlimmen Krankheiten, all die organischen Zusammenhänge viel genauer kennen als jeder andere, in der Regel ein so furchtbar ungesundes Leben führen.

»Ah, gut, dass Sie kommen, Herr Brendel! Wir haben gerade Ihre Ergebnisse aus dem Labor bekommen. Ich rufe Sie gleich rein.« Als wir endlich ihm gegenüber an seinem Schreibtisch Platz genommen hatten, wirkte er fast ein bisschen aufgekratzt, was mich ein wenig irritierte. Erst im Nachhinein wurde mir klar, dass das wohl der Entdeckerstolz in ihm gewesen sein musste. »Ich habe eine gute und eine schlechte Nachricht für Sie, Herr Brendel. Die gute Nachricht: Sie werden nicht sterben! Die Schlechte: Sie haben das Guillain-Barré-Syndrom. Das ist eine entzündliche Erkrankung der aus dem Rückenmark hervorgehenden Nervenwurzeln. Vereinfacht ausgedrückt bedeutet dies, dass sich Ihr Immunsystem gegen ihren eigenen Körper gewendet hat und gerade dabei ist, ihre Nervenzellen aufzufressen. Diese Krankheit ist extrem selten, jährlich erkranken in Deutschland zwischen tausend und fünfzehnhundert Patienten daran. Aber – um jetzt auch noch mal etwas Positives zu sagen - GBS ist die einzige neurologische Krankheit, bei der eine komplette

Heilung möglich ist!« Na ja, das klang ja ganz okay. Sofort dachte ich wieder an mein Training und dass ich morgen vielleicht doch zumindest eine ruhige Ausdauer-Einheit absolvieren könnte.
Doch jetzt holte mein neuer Freund im Weißkittel zum Killerhaken in die Magengrube aus, und zwar so, dass er Henry Maske mehr als blass aussehen ließ – von mir mal ganz abgesehen. »Das Guillain-Barré- Syndrom wird dazu führen, dass ihr Körper innerhalb kurzer Zeit gelähmt sein wird. Im schlimmsten Fall droht eine Lähmung der Atemmuskulatur und der Schluckmuskulatur. Dann wäre eine intensivmedizinische Behandlung erforderlich. Das heißt, wir müssten einen Luftröhrenschnitt durchführen und sie künstlich beatmen. In der Regel ist der klassische Verlauf eine ansteigende Lähmung und eine absteigende Heilung. Die Lähmungen steigen in einem Zeitraum von zwei bis vier Wochen an und erreichen irgendwann das sogenannte Plateau.
Das ist der erste Tag, an dem die Lähmungen nicht mehr schlimmer werden und die Heilung einsetzt. Sobald Sie aus dem Gröbsten raus sind, beginnt die Reha, dort erhalten 75 Prozent aller Erkrankten ihre Leistungsfähigkeit zurück.«

Mir schossen die Tränen in die Augen. Soeben war mein Leben kurz mal in den Abgrund gekippt. Dabei konnte ich im ersten Moment gar nicht erfassen, was das bedeuten sollte. Erst viele Wochen später kam ich langsam dahinter, was für eine schwere Erkrankung ich mir da eingefangen hatte. Fünf Prozent aller GBS-Patienten sterben nämlich sehr wohl, und fast ein Viertel behält Lähmungen zurück oder bleibt sogar im Rollstuhl. Das Ausüben eines Berufs oder gar Sport sind nicht mehr möglich. Urplötzlich trifft einen die Knute Gottes: Ohne Vorwarnung, ohne vorangegangenen zweifelhaften Lebenswandel, ohne bereits ein biblisches Alter erreicht zu haben. Denn es kann wirklich jeden treffen, jederzeit! Mann, Frau, Kind, Greis, Baby. Doch bei mir war man guter Hoffnung: »Bei Ihnen wird das sicher alles nicht so schlimm! Sie sind jung und sportlich, das wird helfen. Und einen Ironman können Sie ja eventuell nächstes Jahr wieder machen!«

Wie bitte? 2007 war gerade mal drei Monate alt und meine Saison schon beendet? Mein großer Traum innerhalb von Stunden raus durch den Krankenhauskamin? Ich war komplett verstört. Aber zumindest hatte ich inzwischen mit dem Heulen aufgehört.

»So, wir nehmen Sie jetzt stationär auf. Vielleicht kann Ihre Frau Ihnen ein paar Sachen bringen. Heute Nacht kommen Sie auf eine Übergangsstation in der Notaufnahme, aber morgen steht ein normales Patientenzimmer für Sie bereit.«

5. Intensivmedizin, ich komme!

Vierundzwanzig Stunden nachdem ich gemütlich, wenn auch leicht beunruhigt auf meiner Couch gelegen hatte, war ich nun in einem Dreibettzimmer der Notaufnahme einer Poliklinik angekommen.

Umgeben von fiependen und blinkenden Apparaten. Ich teilte das Zimmer mit einem alten Professor, der in den letzten Wochen achtzehn Mal operiert worden war und dem Tod näher als dem Leben zu sein schien, und einem Junkie mit Leberzirrhose. Er hat sich natürlich nicht als Junkie vorgestellt, aber zumindest sein gelblicher Teint war beeindruckend. Außerdem war ich unfreiwilliger Zeuge, als ihn die Ärzte anherrschten, er solle jetzt endlich sagen, welche Drogen er brauche, sonst könnten sie ihm nicht helfen. Kleinlaut verlangte er schließlich nach Kokain. Und ich dachte mir mit meinem pelzigen Händen und Füßen: Uijuijui, jetzt gibt's Ärger. Aber im Gegenteil. Die Ärzte zogen zufrieden ab und kamen wenig später mit einer Infusion zurück, die die Laune meines Zimmergenossen schlagartig verbesserte. Offenbar gibt es auch eine medizinische Variante von Koks!?

Obwohl, mein gelblicher Zimmergenosse war eigentlich mein kleineres Problem; auch meine pelzigen Extremitäten hatten noch nicht den Schrecken, den sie noch entwickelten sollten. Doch der todgeweihte Professor wurde im Laufe der Nacht immer kapriziöser. Er krakeelte die ganze Zeit, wobei er zwischen Erzählungen der

Kategorie »Aus dem Schützengraben« und plumpen Unterhaltungsversuchen »Hallo, Sie da, junger Mann!« schwankte. Wenn er nicht nach den Schwestern klingelte und ein Telefon ans Bett verlangte. Der Vollständigkeit halber muss man erwähnen, dass wir inzwischen stramm auf vier Uhr morgens zuwankten und dass an Schlaf dank unseres waidwund operierten Teamgefährten aus dem Schützengraben bisher nicht zu denken gewesen war. Wobei ich mich noch vornehm zurückhielt, während Freund Koksnase irgendwann stoisch den Satz »Halt's Maul, Opa!« zu wiederholen begann.

Schließlich, weil er einfach keine Ruhe gab, brachte ihm eine entnervte Schwester tatsächlich ein Telefon und stellte die Verbindung mit seiner Frau her. Wohlgemerkt: Der kleine Zeiger berührte immer noch die Vier! Als er es gefühlte fünfzig Mal hatte klingeln lassen, ging offenbar endlich jemand an den Apparat, dem er dann verschwörerisch zuwisperte: »Du musst kommen! Ich werde hier ganz furchtbar gequält!« Da konnten wir echt nur bitter auflachen, aber man will ja nicht so sein. Tatsächlich war die geplagte Gattin eine halbe Stunde später an seinem Bett. Inzwischen war es fünf Uhr morgens.

Davor hatte il Professore aber noch ein Highlight abgeliefert: Irgendwie war ich wohl doch kurz weggedöst und wachte davon auf, dass mein kontaktfreudiger Bettnachbar mal wieder ein suchendes »Hallo!« in den Raum warf, worauf es prompt »Halt's Maul, Opa!« zurückschallte. Aber dieses Mal ließ er sich nicht so leicht entmutigen! »Sie sind ja auch bei der ARAG!« Ein Blick, und trotz beginnender Ganzkörperlähmung war ich über dem Herrn und entriss ihm meinen Geldbeutel, in dem er interessiert herumstöberte. »Herrgott, was soll denn der Scheiß?« Also, irgendwie war er dafür, dass der Sensenmann schon unter seinem Bett hockte, punktuell noch ganz schön agil. Am nächsten Tag fehlten übrigens fünfzig Euro aus meinem Geldbeutel. Was für eine Horrornacht!

6. Chemo und Ruhepuls

Zum Glück hatte ich die Notaufnahme überstanden, dachte ich mir, als ich am nächsten Tag in ein normales Krankenzimmer kam.

Mein neuer Zimmergenosse war ein gestandener BMW-Ingenieur. Um die fünfzig Jahre, ein richtiger Brocken von einem Mann. Sein Problem? Ein seltener Blutkrebs. Nicht sehr aggressiv, aber auch nicht heilbar.

Regelmäßige Chemotherapie konnte den Krebs zwar eindämmen, aber seine Zeit auf Erden war absehbar. Zu dieser Tatsache hatte er ein sehr sachliches Verhältnis und sprach mit seiner Frau und seinen erwachsenen Kindern darüber, wie es nach seinem Tod weitergehen sollte. Ich schämte mich ein bisschen. Diesem Mann gaben die Ärzte maximal noch ein paar Jahre und ich lag hier und heulte mir die Augen aus dem Kopf, obwohl ich bisher nur taube Füße und Hände hatte. Aber nachts habe ich ihn auch weinen gehört. Wenn er sich wieder brüllend im Bad übergeben hatte, weil die Chemo ihn so fertig machte, schluchzte er danach leise in seinem Bett vor sich hin. Er muss gewusst haben, dass ich ihn hörte. Aber wir haben niemals darüber gesprochen.

Auch die zweite Nacht war relativ schlaflos. Wenn ich nicht gerade von Weinkrämpfen geschüttelt wurde oder meinem Kollegen beim Kotzen lauschte, hatten sich die Krankenschwestern ein neues kleines Spielchen für mich ausgedacht: Sie schlossen mich nämlich an einen

Herzfrequenz- Monitor an. Sollte mein Puls unter einen bestimmten Grenzwert fallen, würde dieser lautstark Alarm schlagen. Dann würden die Schwestern ins Zimmer poltern, den Raum mit gleißend hellem Licht fluten und sofort mit der Wiederbelebung beginnen.

Und was soll ich sagen, das Gerät funktionierte hervorragend! Nachdem die Schwester zum dritten Mal mit Schnappatmung ins Zimmer detoniert war und sich immer noch wunderte, mich zwar verheult und schlaftrunken, aber fernab jeder Lebensgefahr vorzufinden, wagte ich zaghaft nachzufragen, ob es denn sein könnte, dass mein Ruhepuls vielleicht ein wenig niedriger sei als bei anderen Leuten?

Ich möchte mich ja nicht größer machen, als ich bin, aber zu diesem Zeitpunkt hatte ich acht Jahre zum Teil exzessiven Ausdauersport in den Knochen. Und auch wenn ich es nie nachhaltig überprüft habe: Fachleute behaupten, dass Ausdauersport den Ruhepuls ganz erheblich senken kann. Die engagierte Krankenschwester hatte für solche Albernheiten nur ein geringschätziges Grunzen übrig, und so musste sie noch einige Male über den Flur sprinten, bis wir erneut in Verhandlungen treten konnten.

»Bitte, bitte, stellen Sie die Grenze doch ein wenig niedriger. Es ist doch jedes Mal das Gleiche: Ich schlafe ein, dass Ding fängt an zu fiepen, sie müssen reingerannt kommen. Ich bin wieder hellwach, sie wundern sich, ich schlafe wieder ein, und so weiter … Ich meine, es wird ja schon bald hell!«

»Niedriger kann ich die Grenze nicht stellen. Es gibt keinen Menschen mit einem Ruhepuls von unter vierzig Schlägen die Minute! Vielleicht sind Sie irgendwie an die Maschine gekommen!«

»Zwölfmal hintereinander? Mit was denn? Meinen quasi gelähmten Armen? Das Ding steht einen halben Meter vom Bett weg!«

Na ja, wir konnten uns nicht wirklich einigen. Seltsamerweise hat sie in dieser Nacht kein einziges Mal meinen Puls gemessen. Und

Tatsache ist, ein Ruhepuls von unter vierzig ist nicht einmal besonders außergewöhnlich, wenn man Ausdauersport betreibt. Seltener sind dreißig Schläge, aber auch das kommt durchaus vor. Zu meiner großen Freude schlug das Ding nach dieser Nacht nie wieder Alarm. Wahrscheinlich hatte sie das Fiepen einfach ausgestellt, aus Angst, dass ihr Ruhepuls zu sehr absinken würde, wenn sie jede Viertelstunde im Schweinsgalopp übers Linoleum flitzen musste.

7. Auftritt Prof. Dr. Chefarzt

Mein dritter Tag in der Uniklinik. Der 3. April 2007. Vorhang auf für Herrn Professor Doktor Goerner. Der Chefarzt! Der Boss der Neurologie in Großhadern! Ab jetzt mein Fixstern! Immer wenn Professor Doktor Goerner den Raum betrat, wurde ich »gesichtsinkontinent«. Sprich, ich fing schon an zu flennen, wenn er mit einem freundlichen »Guten Morgen« den Raum betrat. Mein Vertrauen in sein Wissen, seine Erfahrung, seine Heilkompetenz war so groß, dass mich jedes Mal die Emotionen überwältigten. Da standen sie dann, meine liebe Ehefrau, mindestens zwei Ärzte und eben er: Der Heilgott! Entfernt hatte er ein wenig Ähnlichkeit mit Tom Selleck in Magnum.

Nachdem ich minutenlang schluchzend vor mich hin gebrabbelt hatte, ergriff der Professor seufzend die Initiative und tätschelte zaghaft mein gelähmtes Schienbein. Danach bin ich fast ersoffen in meinem Tränenmeer. Später, als es mir ein bisschen besser ging, stellte ich ihm die Frage aller Fragen. Quasi der heilige Gral aller GBS-Patienten, ach was, wahrscheinlich aller Gelähmten: »Wann werde ich wieder gehen können? Wann bekomme ich mein Leben zurück?« Seine Antwort war sehr typisch, ich habe sie in dieser Zeit so oder ähnlich unzählige Male gehört: »Also, bei Ihnen, da mache ich mir überhaupt keine Sorgen! Sie sind jung, Sie sind fit, Sie arbeiten sehr gut mit, Sie werden in spätestens, also voraussichtlich, ich sag mal in … äh, also … bei extrem guten Verlauf natürlich, wobei Sie sich von Rückschlägen nicht entmutigen lassen dürfen! Aber Sie wollten ja wissen, wann … wie gesagt, ich würde mal sagen, aber bitte nageln Sie mich nicht fest, in ungefähr vier bis … mh, äh, räusper… acht Wochen, können Sie wieder gehen … ähm, mit fremder Hilfe natürlich … also gestützt.«

Ja, sie hatten es schon raus, einen aufzurichten. Aber im Nachhinein kann ich es sehr gut verstehen. Ein Patient in meiner Situation saugt jedes Wort einer medizinischen Fachkraft auf wie ein Schwamm, der jahrelang in der Wüste gelegen hat. Man klammert sich wie verrückt an jeden Hoffnungsschimmer, sei er auch noch so winzig. Mit dieser Verantwortung heißt es sensibel umzugehen, denn wehe, wenn eine der zaghaften Prognosen sich als Trugschluss erweist. Dann ist aber Kirmes bei der nächsten Visite! Trotzdem stellte ich diese Frage immer wieder. Allen! Ärzten, Pflegern, Schwestern, Therapeutinnen, egal ob Ergo- oder Physio-. Anderen Patienten, Uffuk und Taifun von der Putzkolonne, ja, selbst der Kioskbesitzerin in der Reha und der dortigen Friseurin, die offensichtlich sehr viel besser plaudern als Haareschneiden konnte und mir einen Haarschnitt verpasste, dessen Erinnerung mich heute noch schreiend aus meinen Träumen aufschrecken lässt.

»Sie haben doch Erfahrung mit dieser Krankheit! Was war denn der positivste Verlauf, an den Sie sich erinnern können?« Erstaunlicherweise habe ich auf diese Frage niemals eine Antwort bekommen. Selbst meine liebe Ehefrau, die ich gebeten hatte, im Internet nach möglichst »positiven« Verläufen zu recherchieren, nuschelte auf meine drängenden Fragen immer irgendetwas in ihren nicht vorhandenen Bart und brachte niemals, niemals den von mir ersehnten Bericht über eine »Wunderheilung« mit an mein Krankenbett.

Als ich dann sehr viel später wieder so weit hergestellt war, dass ich selbst im World Wide Web forschen konnte, musste ich zu meinem Erschrecken feststellen: Es gibt dort wirklich nur absolute Horrorgeschichten:

»Heute konnte mich mein Mann das erste Mal mit dem Rollstuhl in den Park schieben. Es tut so gut, endlich mal wieder die Sonne zu spüren, nach den sieben (SIEBEN!) Monaten (!!!!) in der Rehaklinik!« Und in diesem Stil ging es weiter. Unfassbar schwere Schicksale. Von heute auf morgen komplett aus dem Leben gerissen. Schwerste Lähmungen selbst nach Jahren. Grauenhafte Komplikationen während der Behandlung. Leid und Verzweiflung allerorten.

Ich habe viel darüber nachgedacht, warum man bei Internet-Recherchen nur solche Berichte findet. Denn paradoxerweise werden ja drei Viertel aller GBS-Patienten tatsächlich wieder vollkommen gesund und führen irgendwann wieder eins zu eins ihr altes Leben. Ich glaube, es liegt daran, dass man so schnell wie möglich diesen Horror hinter sich bringen möchte und dann nie wieder etwas damit zu tun haben will. Wer geht schon in eine GBS-Selbsthilfegruppe, wenn ihm nichts mehr fehlt? Wer lässt sich schon großkotzig über seine fantastische Genesung aus, wenn man gerade erfahren hat, dass man sein Schicksal nicht herausfordern sollte? Nein, wenn Gott einen erstmal eins mit dem Knüppel übergebraten hat und dann doch wieder gesund werden lässt, nimmt man das demütig in Kauf und hofft, dass man ihm nie mehr negativ auffällt und er die Knute fortan im Sack lässt. Vielleicht schreibe ich auch deswegen dieses Buch? Wenn es nur einem einzigen Leidensgenossen Mut macht, dann war es das schon wert. Mir hätte es auf jeden Fall sehr geholfen, positive Berichte zu finden! Denn nichts verleiht mehr Hoffnung, als zu hören, dass bereits viele andere Patienten die Krankheit besiegt und ihr Leben vollständig zurück erlangt haben.

Nicht unerwähnt möchte ich in diesem Zusammenhang aber die Krankenschwester lassen, die auf meine bohrenden Fragen nach meiner Genesungszeit irgendwann antwortete: »Meine Güte! Wir haben Patienten, die kommen noch nach fünf Jahren regelmäßig zur Reha!« Ich glaube nichts hat mich während meiner gesamten Zeit in der Reha-Klinik mehr deprimiert als diese Aussage. Zum Glück nur kurzfristig, denn schlussendlich habe ich auf alle negativen Prognosen immer mit Trotz reagiert und mich noch mehr angestrengt gesund zu werden.

Na ja, wer weiß, was ich so verzapfen würde, wenn ich ein paar Jahre ihren Job gemacht hätte. Schon jetzt, am dritten Tag meines stationären Aufenthalts, begann die Physiotherapie. Eine resolute junge Dame stand plötzlich vor meinem Bett, und Minuten später drehte ich eine Runde auf dem Krankenhausflur, gestützt auf etwas, was meine Großmutter in ihren letzten Lebensjahren zur Fortbewegung und zum Transport ihrer Handtasche genutzt hatte. Allerdings war sie da schon über achtzig Jahre alt. Ich glaube, Rollator ist die korrekte Bezeichnung. Auch wenn ich es mir nach wie vor nicht eingestehen wollte, die »Gehhilfe« war inzwischen bitter nötig. Denn die Lähmungen in den Beinen waren bereits so weit fortgeschritten, dass ich ernsthaft Sorge hatte, bäuchlings auf den Krankenhausflur zu schlagen. Wobei, ich hätte mich bestimmt souverän mit meinen gelähmten Ärmchen abgefangen …

Unfassbar, am Samstag hatte ich noch vier Stunden trainiert, davon war ich zwei Stunden recht zügig gelaufen, und gerade mal zweiundsiebzig Stunden später rollerte ich hinter meiner Therapeutin her, die netterweise meinen Infusionsbeutel schob. Denn inzwischen hatte Professor Goerner verfügt, dass mir Immunglobuline verabreicht werden sollten. Warum und was die genau machen? Keine Ahnung, aber laut Aussage der Ärzteschaft gilt für diese Immunglobuline: »Manchmal hilft`s, manchmal nicht!«

Da ich grundsätzlich ein positiver Mensch bin, besitze ich die Fähigkeit, negative Dinge einfach auszublenden. Und zwar in einem Ausmaß, dass es bisweilen an Gedächtnisverlust grenzt. So kam es, dass ich, als ich so vor mich hin rollerte, urplötzlich und trotz aller Diagnosen und wissenschaftlich prognostiziertem Krankheitsverlauf felsenfest davon überzeugt war, ich könnte diese Krankheit wegtrainieren! Schließlich war ich ein Ironman! Hallo?! Ich brachte stramme vier Runden hinter mich und nahm mir vor, das ab jetzt täglich zu steigern! Euphorisch sank ich wieder in mein Bett und unterrichtete alle geneigten Hörer telefonisch von meinen Absichten. Am Abend lief das Champions-League- Viertelfinale AC Mailand gegen FC Bayern München. Die Bayern ertrotzten ein 2:2, und ich hatte zum ersten Mal das vage Gefühl, dass meine Situation so schlecht ja nun auch wieder nicht sei.

Am nächsten Tag schaffte ich dann eine Runde.
Dieser 4. April brachte auch ein Utensil in mein neues Leben, das ich ähnlich lieb gewinnen sollte wie ein Kleinkind seinen Teddy oder ein Baby seinen Schnuller. Die Urinflasche!

Ein allerletztes Mal versuchte ich noch einmal, alleine das Zimmerklo zu erreichen. Aber auf halber Strecke, nämlich am Bett meines Zimmerkollegen, musste ich diese Slapstick-Nummer abbrechen und ihn bitten, eine Schwester zu holen, um mich wieder zurück ins Bett zu bringen. Es dauerte sehr, sehr lange bis ich danach wieder eine ganz normale Toilette benutzen konnte. Und es ist unglaublich, wie wahnsinnig man derart profane Dinge vermissen kann.

8. Schmerz!

Habe ich eigentlich schon die Schmerzen erwähnt? Ich meine nicht die Kopfschmerzen, die mir die Lumbalpunktion eingebracht hatte, und auch nicht die psychischen Schmerzen, welche mir die Tatsache bereitete, dass ich dabei zusehen durfte, wie sich mein mühsam auftrainierter Körper in einen gelähmten, leblosen Holzklotz in Menschenform verwandelte. (Ich beschrieb es im Nachhinein gerne als die Pinocchio-Metamorphose, nur eben andersherum …) Nein, ich meine die rohen und brutalen GBS- Schmerzen. Nicht jeder GBSler hat sie, doch auch hier war ich »vom Glück gesegnet«. Bei vielen vollzieht sich die Lähmung schmerzfrei, was ja auch logisch erscheint, denn warum soll etwas wehtun, was man eigentlich nicht mehr spürt? Aber ich spürte sie, diese Höllenschmerzen – aller Logik zum Trotz. Und wie! So sah ich beispielsweise meine Füße entspannt auf der Bettdecke liegen, und dennoch meldete mein Gehirn, dass die gleichen Füße gerade mit einem Lötkolben bearbeitet und zusätzlich mit aller Kraft Richtung Schienbein gedrückt würden, so dass meine Achillessehnen zu reißen drohten.

Warum das so war, lässt sich medizinisch relativ einfach erklären: Das Gehirn verarbeitet Informationen. Die Information, die mein Auge ans Gehirn sendete, lautete: »Alles in Ordnung«. Doch da bei GBS die Nervenwurzeln beschädigt sind, funktioniert die Übermittlung der Informationen nicht. Und das Gehirn reagiert auf diesen Missstand mit dem Befehl: Schmerz! Das muss es auch tun, denn hierbei handelt es sich um eine der wichtigsten menschlichen Schutzfunktionen. Ich persönlich hatte somit einen bunten Strauß der verschiedensten Schmerzen zur Auswahl. Hier eine kleine Aufstellung:

– Ein Lastwagen steht auf meinem Brustkorb.
– Mein Trauma mit der Achillessehne habe ich ja schon erwähnt, quasi mein Lieblingsschmerz. Ein täglicher Begleiter und mit Abstand die häufigste und größte Quälerei.
– Eine Millionen Ameisen (sehr große, also keine deutschen!) krabbelten über meinen Körper und lachten mich aus, weil ich mich – gelähmt wie ich war - ja nicht kratzen konnte.
– Meine Wirbelsäule wird in der Mitte durchgebrochen.

Und so weiter und so fort. Kurz gesagt, es war einiges geboten. Bewegungsunfähig, gefangen in einem bis vor ein paar Tagen noch voll funktionsfähigen Körper, gab es auch keine Ablenkung von den Schmerzen, und so eignete ich mir recht schnell eine funktionierende Strategie an, die mich in den Genuss möglichst vieler Schmerzmittel brachte. Anfangs ließ ich die Schwester kommen und fragte höflich:

»Könnten Sie mir bitte etwas gegen die Schmerzen geben?« Völlig falsch! Diesen Satz hatte die gute Heilsbringerin allein an diesem Tag sicher schon hundertmal gehört. Und dafür ließ sie gerade mal Aspirin oder Paracetamol springen. Doch sobald ich mit halb erstickter Stimme stockend röchelte: »Schwester … ich, ich … habe solche Schmerzen!! Ich glaube ich … diese Nacht überlebe ich nicht! Bitte holen Sie einen Pfarrer und … (völlig erschöpfte Pause) und rufen Sie meine Familie an …« Dann, ja dann holten sie die wirklich guten Sachen! Das dauerte zwar meistens ein Weilchen, denn darüber können die Schwestern nicht selbst entscheiden und müssen deswegen das Okay des zuständigen Arztes einholen, aber dafür hatte man endlich ein paar Stunden Ruhe und konnte seine kolossale Ganzkörperlähmung schmerzfrei genießen. Auf diese Art und Weise habe ich sogar einmal Morphium bekommen.
Halleluja! Aber dazu später.

9. Wann hört es endlich auf?

Der 5. April, zugleich mein fünfter Tag in der Klinik. Inzwischen war an Aufstehen nicht mehr zu denken. Noch konnte ich die Urinflasche selber anlegen und mich - ganz wichtig! - selbstständig im Bett drehen. Wie wichtig das ist, sollten ich und mein Umfeld erst merken, als auch diese Bewegung nicht mehr möglich war. Doch jetzt wurde das Schlafen tückisch, da ich quasi im Traum sukzessive meine Körperfunktionen verlor. So schlief ich beispielsweise mit einem halbwegs funktionierenden linken Arm ein, und als ich wieder aufwachte, versagte mir auch dieser treue Gefährte seinen Dienst.

Damit hatte ich mich für eine neue Station qualifiziert und wurde auf die sogenannte *Stroke Uni*t, die Station für Schlaganfallpatienten, verlegt. Nicht zwingend die klassische Station für einen GBS-Kranken, aber vielleicht bekam ich auch deswegen ein Einzelzimmer, schön weit weg vom Schwesternzimmer.

Ich glaube, sie haben dort noch bessere Überwachungsgeräte. Meine sämtlichen Vitalfunktionen wurden inzwischen elektronisch überwacht, um mich herum blinkten jetzt noch mehr Monitore, die durch Schläuche an meinem inzwischen völlig in die Lähmung abgetauchten Körper befestigt waren. Ein letztes Mal versuchte ich, mich selbstständig auf die Seite zu drehen. Ich bin ein konsequenter Seitenschläfer, und im Bett auf dem Rücken zu liegen bereitet mir schon im gesunden Zustand Unbehagen. Der Versuch, mich auf die

Seite zu rollen, dauerte eine gefühlte Stunde. Ich mobilisierte alle Kräfte, unternahm den Versuch, meine Holzärmchen grobmotorisch durch die Gitterstäbe zu schieben, die inzwischen mein Bett einrahmten, und wollte etwaige Hebelverhältnisse für den Stellungswechsel ausnutzen. Beinah umgebracht habe ich mich dabei, bis ich verzweifelt und völlig erschöpft aufgab. Also Rückenlage. Vielleicht für immer. Mein Tränenmeer muss bis auf den Flur geschwappt sein.

So lag ich da, starrte an die Decke und fing damit an … mich entsetzlich zu langweilen. In Gedanken zählte ich unsere Bundesländer durch, aber auch wenn ich anfangs immer entweder das Saarland oder Niedersachsen vergaß, kann man sich damit ja nicht ewig beschäftigen. Dann ging ich im Geiste alle Fußballweltmeisterschaften durch. Wo fanden sie statt, wer hat gewonnen? Aber schon beim jeweiligen Finalgegner musste ich irgendwann passen. Zum Glück gab es täglich *eine* große Abwechslung. Der tägliche Transfer in den Rollstuhl wurde zu meiner ganz großen Freude als frisch Gelähmter.

An dieser Stelle möchte ich eins unbedingt loswerden: Bei aller Dramatik und Verzweiflung, die diese schreckliche Krankheit GBS in mein Leben gebracht hat, ist es natürlich ein Riesenunterschied, ob man eine Zeitlang auf den Rollstuhl angewiesen ist, mit einer klaren Chance auf Heilung, oder ob man sich für den Rest seines Lebens damit arrangieren muss. Die Lähmung, die ich erleben musste, war zwar die Gleiche, aber aufgrund ihrer zeitlichen Begrenztheit ein Witz verglichen mit einem Schaden an der Wirbelsäule, wie ihn im Dezember 2010 der Wetten-dass-Kandidat Samuel Koch live während der Sendung erleiden musste. Ich hatte gehofft, dass ich durch meine Zeit als Gelähmter ein besseres Verständnis für Behinderte erlangen würde, aber leider ist das nicht der Fall. Gut, ich weiß jetzt, wie sehr die mitleidigen Blicke der »gesunden« Menschen einen verstören können. Aber trotzdem bin ich im Umgang z. B. mit einem Rollstuhlfahrer immer noch befangen. Ich versuche dann immer, besonders normal und natürlich zu sein, aber selbstverständlich funktioniert gerade das dann nicht. Allein durch die unterschiedlichen Positionen: Ein Rollstuhlfahrer muss immer nach oben gucken, und man blickt automatisch auf ihn herab. Also setzt man sich hin oder geht in die Knie, um auf Augenhöhe zu sprechen, aber das ist ja auch nicht der normale Umgang unter Erwachsenen. In dieser Position spricht man normalerweise mit Kindern. Na ja, ich habe auf jeden Fall während meiner Zeit als Rollstuhlfahrer versucht, jede Teilnahme am »normalen« Leben zu vermeiden. Zum Beispiel mal in ein Restaurant zu gehen und nicht immer in der Rehaklinik zu essen. Möglich wäre das gewesen, aber ich scheute diese »Ach, der arme Mann«-Blicke sehr. Da war ich lieber einer von vielen in meiner Klinik und fiel nicht groß auf.

Meine ersten »Transfers« vom Bett in den Rollstuhl waren richtiggehende Events. Da ich mittlerweile so beweglich war wie ein Maibaum, trat den Schwestern und Pflegern der Angstschweiß ins Gesicht, wenn ich monierte, heute noch gar nicht *draußen* gewesen zu sein. Jawohl:
»draußen«! Bett war *»drinnen«*, alles andere war *»draußen«*. In Großhadern rückten dann meist drei Helferlein an, einmal sogar mit einem martialisch anmutenden »Bett-Kran«, den sie glücklicherweise nicht in Gang brachten. Zur Ehrenrettung der Schwestern und Helfer sei an dieser Stelle gesagt, dass Fälle wie meiner nicht zwingend zum Alltag in einer Intensivstation gehören; entsprechend abenteuerlich gerieten sie dann auch.

Einmal ging einfach gar nichts mehr. Ich lastete mit meinen ganzen etwa siebzig Kilo auf dem bemitleidenswerten Pfleger, aber er schaffte es einfach nicht, mich zurück ins Bett zu wuchten. Irgendwo klemmte ich fest. Aber was tun? Ich konnte beim besten Willen nicht mithelfen, und Unterstützung konnte der arme Mann auch keine holen, schließlich hatte er mit mir buchstäblich alle Hände voll zu tun. Mich einfach auf den Boden gleiten lassen und Helfer herbeirufen? Ganz ehrlich, mir wär`s wurscht gewesen. Hauptsache, diese Zerrerei hätte aufgehört. Aber das war wahrscheinlich nicht vereinbar mit seiner Pfleger-Ehre.

Irgendwann stellten wir fest, dass er mit seinem linken Bein auf einem meiner gelähmten Füße stand, was das Anheben naturgemäß enorm erschwerte, respektive unmöglich machte. Ich hatte ja eine plausible Ausrede, warum ich das nicht bemerkt hatte. Aber wie es dem Pfleger entgehen konnte, ist mir bis heute schleierhaft.

Später, in der Rehaklinik Bad Aibling, haben mich teilweise ausgesprochen zierliche junge Damen mühelos transferiert. Alles eine Frage der Technik. Und dennoch: Der Transfer blieb immer spannend. So gab es auf dem Weg zurück ins Bett einen Moment, bei dem ich mich voller Gottvertrauen komplett ausliefern, sprich: einfach nach vorne fallen lassen musste. Vergleichbar mit diesen Motivationsseminaren, wo es immer heißt: »Schließen Sie die Augen und lassen Sie sich einfach nach hinten sinken. Ihr Partner wird Sie auffangen.« Na, hoffentlich! Die Schwester kniete vor meinem Rollstuhl, dessen Bremsen fixiert waren.

Zumindest sollten sie das sein; wenn nicht, produziert man eine Situation, die den ersten Platz in jeder *Pleiten, Pech und Pannen*-Sendung gewinnen würde. Und dann hieß es: »So, Herr Brendel. Jetzt beugen Sie sich bitte langsam nach vorn, bis Sie fallen.« Für einen Gelähmten gibt es in einer solchen Situation kein Zurück mehr. Einmal losgelassen, konnte ich mich nur darauf verlassen, dass ich aufgefangen wurde – oder mit dem Schädel den Zimmerboden durchschlagen. Aber glücklicherweise ist Letzteres nie passiert.

10. Die Nacht der Tränen?

Am 6. April erreichte ich eine neue Stufe der Verzweiflung, ausgelöst durch ein traumatisierendes Erlebnis, das ich exakt so vorhergesehen hatte. Was es umso schlimmer machte.

Da ich mittlerweile in einem Einzelzimmer weitab vom Schwesternzimmer vor mich hin lähmte, war die Klingel, um die Schwestern zu rufen, enorm wichtig für mich. Leider war ich inzwischen extrem grobmotorisch, beinahe vollständig gelähmt und konnte nur noch ein wenig die Finger meiner linken Hand bewegen. Deswegen machte ich mir große Sorgen, bald die Klingel nicht mehr bedienen zu können. Die zuständige Schwester konterte meine Bedenken souverän. »So, Herr Brendel, sehen Sie, ich klebe die Klingel einfach direkt neben Ihrer Hand fest, da kann überhaupt nichts passieren!« Flugs ein windiges Pflaster über die Klingel aufs Laken geklebt, fertig war die Laube und die Schwester nie wieder gesehen. Haben sie schon mal etwas mit einem Pflaster auf einem Laken festgeklebt? Genauso gut könnte man mit einem Haar ein Bild aufhängen! Oder zwei Buchseiten mit Spucke aneinanderkleben. Das hält hinten und vorne nicht! Dennoch hing von dieser unmöglichen Konstruktion der Schwester jetzt mein Schicksal ab. Ein paar Stunden lang ging alles gut. Da ich als Gelähmter nicht gerade Tanzparties im Bett veranstaltete, blieben Hand, Klingel und Pflaster an Ort und Stelle. Doch dann meldete sich meine Blase! Und das hieß ja seit Neuestem: Her mit der Urinflasche! Es kam, wie es kommen musste: Schon beim ersten zaghaften Versuch, die Klingel zu betätigen, stießen meine grobmotorisch holzigen Finger die Klingel vom Bett herunter und damit in unerreichbare Ferne. Vor Schreck wurde mir ganz schlecht, aber noch versuchte ich Ruhe zu bewahren. Schließlich konnte ich ja rufen! Ein Privileg, über welches übrigens sehr wenige GBS-Patienten verfügen! Bei den meisten ist irgendwann auch die Sprachmuskulatur gelähmt, bzw. sie müssen in ein künstliches Koma versetzt werden inklusive Luftröhrenschnitt, und damit hat sich`s dann sowieso erst mal eine Zeit lang ausgesprochen! Ich wiederum habe mir immer zumindest einen Rest Sprechfähigkeit bewahrt, wobei das natürlich komplett außerhalb meines Einflussbereichs lag. Aber dennoch, Gott sei`s getrommelt und gepfiffen! Denn sagen wir mal so: es gibt wenige Dinge, die ich lieber tue als sprechen.

Also rief ich. Erst »Hallo!«, später dann »Hilfe!!« irgendwann nur noch »Buähhh…heul…geifer…sabber…schluchz… warum hilft mir denn keiner?« Gut, ich hätte es auch einfach laufen lassen können. Schließlich war ich ein Ironman, und viele meiner Sportkollegen können während des mehrstündigen Wettkampfs sogar in voller Bewegung pinkeln! Aber das hier war kein Wettkampf, sondern ein Krankenbett, und ich wollte auf gar keinen Fall ins Bett machen! *Never ever!* Ich war noch kontinent, brauchte keinen Blasenkatheter. Das war mein letzter kleiner Funken Restwürde! Alles andere hatte ich schon aufgegeben. Ich musste gefüttert und gewaschen werden. Wenn ich in den Rollstuhl kam, verpassten sie mir eine Windel, und wenn ich Unterhaltung wollte, musste ich darum betteln, dass mir jemand den Fernseher einschaltete. Alles hatte ich ertragen – was blieb mir auch anderes übrig -, aber ich würde nicht ins Bett pinkeln! Na ja, irgendwann kamen sie dann, nachdem ich gefühlte zwei Stunden gebrüllt hatte, was mein inzwischen heiseres Stimmchen hergab.

Zur Belohnung bekam ich nicht nur die Urinflasche, sondern auch stante pede einen Blasenkatheter verordnet. Denn warum immer wieder dem nervigen Herrn Brendel sein Fläschchen reichen, wenn man das doch auch wunderbar an einen Plastikschlauch delegieren konnte. Die Sache hatte nur einen Haken: Dieser Schlauch musste ja irgendwie in meine Blase! Dafür gab es natürlich eine recht einfache

Lösung, denn das Loch in meinem besten Stück war keine Einbahnstraße! Nein, nein! In Fällen wie diesem konnte man durchaus auch mal in die Gegenrichtung fahren, und zwar mit einer gar nicht mal so feinen Nadel. Nach meiner erschöpfenden Schrei-Arie protestierte ich nur noch schwach und wies nicht überzeugend genug auf die fehlende Notwendigkeit hin. Und eh ich mich versah, bearbeitete ein Herkules (Herkula?) von Schwester meinen Stammhalter-Spender. Eigentlich hatte sie leichtes Spiel, da ich ihr als Gelähmter ja nicht so richtig auskam. Trotzdem schaffte sie es irgendwie nicht, den Schlauch an Ort und Stelle zu positionieren, was sie aber nicht daran hinderte es ausgiebig und mehrfach zu versuchen, während ich vor Schmerzen abwechselnd wimmerte oder brüllte, als ob ich gerade geschlachtet würde. Was ja de facto eigentlich auch geschah. Irgendwann gab sie auf und die nächsten Tage fühlte sich jedes Rendezvous mit der Urinflasche an, als ob ich glühend heiße, äußerst grobkörnige Lava pinkeln würde.

Später stellte sich heraus, dass dieses kleine Tête-à-Tête zwischen Schwester Rabiata und mir eine kapitale Blasenentzündung ausgelöst hatte. Natürlich ließ sich das Kampfschweinchen nie mehr blicken.

Typisch! Erst können sie es kaum erwarten, an dein Gemächt zu kommen, und wenn es dann nicht so läuft wie geplant, lassen sie dich am ausgestreckten Arm verhungern …

Diese kurze nächtliche Episode hatte mich mental ein wenig mitgenommen. Prompt war ich urplötzlich der Überzeugung, meine Schmerzen nicht mehr ertragen zu können, und obwohl sich die Schwestern wirklich alle Mühe gaben und mich salbten, massierten, mit Schmerzmitteln bestückten und buchstäblich in ihren Armen wiegten, war ich nicht zu beruhigen. Irgendwann gaben sie entnervt auf und riefen, auf meinen gewimmerten Wunsch hin, meine Frau an. Die Uhr zeigte sportliche 3:45, aber meine Frau war sofort dran und hörte mich schluchzen: »Du musst kommen! Ich habe Angst!«

Fällt Ihnen etwas auf? Nicht einmal eine Woche hatte es gedauert, und ich war genauso weit wie der kapriziöse Professor aus meiner ersten Nacht! Ja, die Intensivmedizin, gepaart mit Schmerzen und ungewisser Zukunft kriegt einen dann doch recht schnell klein. Eine halbe Stunde später war meine Frau da. Etwas blass und zittrig, aber wer will es ihr verdenken. Noch heute ist sie etwas irritiert, dass ich dann sofort eingeschlafen bin. Hätte ich das nicht auch alleine hinbekommen können? Nein, hätte ich nicht. Ich brauchte die Gewissheit, dass jemand bei mir war. In den nächsten Tagen sollte das noch ein wenig problematisch werden. Denn ähnlich wie ein Kleinkind konnte ich nicht mehr alleine einschlafen. Es ist ganz erstaunlich, was so ein bisschen Todesangst in einem Menschen auslösen kann.

Der 7. April war geprägt von meiner Panik vor der Nacht. Mein Klingelproblem war noch immer nicht gelöst. Was für mich im Nachhinein nicht ganz nachzuvollziehen ist, denn in der Rehaklinik habe ich dann erfahren, dass es selbstverständlich spezielle Geräte für einen solchen Fall gibt. Sogenannte ergotherapeutische Klingeln, die direkt unter der Hand liegen und schon beim kleinsten Druck auslösen. Die sind selbst für einen Gelähmten kinderleicht zu bedienen.

Inzwischen war sowohl die Schwiegermutter als auch mein Schwager aus dem Rheinland angereist. Meine Mutter und meine Schwester leben sowieso in München und standen parat; somit war eine Rundum-Oli- Bespaßung organisiert, die ich nur allzu gern in Anspruch nahm. Speziell mein Schwager, der gelernter Krankenpfleger ist und jahrelang auf intensivmedizinischen Stationen gearbeitet hat, erwies sich als rettender Engel. Zum einen konnte er völlig anders mit den Ärzten reden als wir Voll-Laien, zum anderen war er souverän und sicher im Wenden, Waschen und Füttern eines Gelähmten.

Dem Füttern muss ich an dieser Stelle wirklich ein paar Worte widmen: Innerhalb von nur einer Woche betrat ich dieses spektakuläre Neuland des Gefüttertwerdens und wurde recht schnell ein Experte darin.

Eigentlich gab es nur zwei verschiedene »Fütterer«. Ich möchte die beiden Gruppen »Speedy« und »Schnecki« nennen. Die

Speedy-Fütterer pressten mir das Essen in einer Geschwindigkeit rein, dass mir die Augen tränten. Völlig ungeachtet meiner Schluckbeschwerden oder etwaiger Temperatur-Empfindlichkeiten wurde ich in Rekordzeit turbogefüttert, sodass ich teilweise nicht mal mehr um Hilfe flehen konnte, weil noch ein glühend heißer Brocken quer in meinem Schlund steckte, während der nächste bereits unter meiner Nase dampfte.

Die Schnecki-Fütterer hingegen ließen die Sache gaaaanz laaaangsam angehen. Meistens erzählten sie dabei noch ein paar lustige Geschichten, während ich wie ein neugeborenes Vögelchen mit weit aufgerissenem Mund versuchte, irgendwie an die Nahrung zu kommen. Aber der Löffel schwebte immer ein paar Zentimeter außerhalb meiner Reichweite.

Wenn er dann doch irgendwann meinen Mund erreichte, war das labende Bröckchen bereits auf Zimmertemperatur runtergekühlt und nur noch halb so lecker, wie es aussah. Ja, manche Mitmenschen fütterten so langsam, dass ich Sorge hatte, das Essen würde in dieser Zeit sein Mindesthaltbarkeitsdatum überschreiten oder mein Schlafanzug würde während des Füttervorgangs unmodern werden.

11. Warum sind Sie denn überhaupt hier?

Am siebten Tag meines Krankenhausaufenthaltes hatte ich das Vergnügen, einen neuen Arzt kennenzulernen und ich denke, man kann sagen, unser erstes Zusammentreffen war ein absolutes Highlight meiner Zeit in der Intensivmedizin. Er enterte schwungvoll mein kuschliges Ein- Raum-Apartment, stellte sich mit einem strahlenden Lächeln vor und stellte mir die Frage aller Fragen: »Herr Brendel, wie geht es Ihnen denn heute?« Oh, wie sehr ich das liebte! Den ganzen Tag bereitete ich mich quasi einzig und allein auf genau diese Frage vor. Ich sammelte jede noch so kleine Information, die mein Holzkörper mir zusandte, analysierte auch die kleinsten Gefühlsschwankungen und hatte alle Infos wie Blutdruck, letzten Stuhlgang, Tiefe meines Schlafes und Häufigkeit meiner Weinkrämpfe minutiös abgespeichert. Sprich: Ich war randvoll mit unfassbar wichtigen Informationen, und hier endlich war der Mann, der das zu schätzen wusste. Seine sensible, einfühlsame Frage stieß also gegen mein innerliches Info-Fass, dessen Inhalt überschwappte und sich wortreich über meinen Wohltäter ergoss!

Sein strahlendes Lächeln erlosch sukzessive, aber doch recht schnell. Ich war noch nicht mal mit der Ouvertüre fertig, als er mich nach einem mahnenden Blick auf seine Uhr resolut stoppte: »Entschuldigen Sie, dass ich Sie unterbreche, aber warum sind Sie noch mal genau hier?« Wie bitte? Ach du lieber Gott! Dieser ausgewiesene Voll-Akademiker, Angehöriger der deutschen Geisteselite, Vorbild für Generationen von suchenden Abiturienten und Träger eines weißen Kittels hatte nicht einmal einen einzigen Blick auf meine Krankenakte geworfen? Er beglückte mich mit der Frage aller Fragen, ohne das geringste Hintergrundwissen? Welchen Sinn ergibt dann überhaupt die Frage?

»Ach ja, Herr Doktor, heute geht's mir gar nicht gut. Mein Herz schlägt so komisch?« Das würde bei einem Herzinfarkt- oder Schlaganfallpatienten doch wohl etwas anderes bedeuten als bei einem GBS-Patienten?

»Warum sind Sie denn eigentlich hier?« Ich glaub, mein Schwein pfeift! Warum war *er* denn eigentlich hier? Um mir zu erzählen, dass er zwar der zuständige Arzt sei, sich aber leider für die Patienten nicht so doll interessierte!? Ja, dass Medizin eigentlich nie so sein Ding gewesen sei, er wäre viel lieber Gärtner geworden, aber die würden halt miserabel verdienen und außerdem müsse man sich da die Hände schmutzig machen und die Berufskleidung sei nicht annähernd so schön? War es das, was der neue Herr Doktor mir sagen wollte?

Ich war so perplex, dass ich nur brav antwortete, ich hätte GBS. Was ihn dann doch sehr interessierte. »Wirklich? Oh, das haben wir aber sehr selten! Und wie geht es Ihnen damit?« Es wurde immer absurder. Na ja, so richtig warm wurden wir beide nicht mehr miteinander. Ich hielt in seiner Nähe immer verstohlen Ausschau nach versteckten Kameras, und er schämte sich wohl ein wenig für seinen peinlichen Fehlstart.

Doch Herr Dr. »Krankenakten werden total überschätzt!« sollte nicht mein einziger Liebling bleiben. Ganz vernarrt war ich auch in einen Arzt im Praktikum mit ausländischem Vornamen: Hassan? Oder war es Achmed? Auf jeden Fall mit klarem Migrationshintergrund. Dieser wirklich außerordentlich höfliche junge Mann kam des Öfteren, um mit kleinen Nadeln in mich hineinzustechen. Schließlich musste mein Blut täglich überprüft werden, warum auch immer. Nun muss man zwei Dinge wissen. Erstens: Ich habe Riesenadern! Wirklich, man könnte die Spritze wie einen Dartpfeil nach mir werfen und würde immer eine Vene treffen. Das wurde mir seit Jahren bei solchen Gelegenheiten bestätigt! »Sie haben aber tolle Venen, Herr Brendel! Die könnte man ja blind punktieren.« Zweitens: Bei einem GBS-Patienten liegen die Nerven blank! Und das im wahrsten Sinne des Wortes. Das möchte ich als Entschuldigung für meinen nun folgenden Ausfall vorausschicken.

Dr. »Ich habe leider Ihren Namen vergessen, aber niemals die Technik, mit der Sie mich bearbeitet haben« war der Einzige, der meine Venen *nie* traf! Jedenfalls nie im ersten Versuch, was ihn nicht daran hinderte, es drei-, vier-, fünf Mal zu versuchen. Gerne auch an beiden Armen. »Also, Sie haben aber ganz dünne Venen, Herr Brendel, die sind wirklich extrem schwierig zu treffen!« Nein, Herr Doktor! *Sie* haben Tomaten auf den Augen und so viel Erfahrung mit Blutabnehmen wie ich mit dem Gebären! Nach dem ich weiß nicht wievielten äußerst schmerzhaften Erlebnis mit Dr. Blindfisch ließ ich mich zu folgendem bescheuerten Satz hinreißen: »Herrgott noch mal! Können Sie denn nicht vorher an Schafen üben, bevor sie mich so quälen?« Mein orientalischer Freund starrte mich an wie vom Donner gerührt. Dann richtete er sich auf und verließ fluchtartig mein Zimmer. Zurück blieb ein nicht punktierter Gelähmter, der sich nun auch noch Gedanken darüber machen konnte, warum er zum Arschloch mutierte.

Irgendwann kam dann ein Pfleger, stopfte die Nadel lapidar und schmerzlos in die Vene und fragte mich, was ich denn mit dem armen AIP-ler (Arzt im Praktikum) gemacht hätte. Reumütig räumte ich mein Fehlverhalten ein und gestand, dass ich inzwischen schon Angst bekäme, wenn besagter Kollege nur den Raum betrat. Darauf meinte der Pfleger grinsend: »Herr Brendel, das geht dem Kollegen andersherum genauso!«

Nur, dass ich nicht flüchten konnte – aber wir wollen an dieser Stelle nicht kleinlich sein. Fakt ist: Ich habe ihn niemals wiedergesehen. Sollte er diese Zeilen aus irgendeinem dummen Zufall lesen, dann möchte ich mich hiermit in aller Form bei ihm entschuldigen. Ich bin mir sicher, dass er inzwischen ein exzellenter Arzt geworden ist. Falls nicht, hat er vielleicht meine Anregung aufgenommen und züchtet inzwischen Schafe.

Nun drohte wieder die Nacht. All meine Unterstützer mussten mich irgendwann verlassen, und ich war wieder allein. Gefangen in einem hilf- und nutzlosen Körper und mit dem mentalen Rüstzeugs eines Kleinkindes, das sich im Dunkeln fürchtet. Aber offenbart war die letzte Nacht nicht nur mir eine Lehre gewesen. Denn ich wurde noch spätabends direkt in die *Stroke Unit* verlegt. Diese *Stroke Unit* war ein großer Raum, in dessen Mitte etwas erhöht eine Art kleiner Glaspavillon thronte, wo die Ärzte und Schwestern saßen, wenn sie nicht gerade auf der Station unterwegs waren, und über ihre Schäfchen wachten. Da lag ich nun inmitten von bewusstlosen Schlaganfall-Patienten und verspürte aufrichtiges Glück. Vor lauter Euphorie darüber, nicht mehr allein sein zu müssen, ließ ich mir die Bettpfanne bringen und bekackte fröhlich meine Rückkehr ins Reich der Menschheit.

12. Die Wehen setzen ein

Stuhlgang! Ein schwieriges Thema, aber lassen Sie mich dennoch an dieser Stelle ein paar Worte darüber verlieren. Während man mich in Großhadern weitestgehend mit dem Thema Verdauung in Ruhe ließ, beziehungsweise ich hier noch eigenverantwortlich agieren durfte, legte man in der Rehaklinik größten Wert auf Regelmäßigkeit.

Dementsprechend war die Reaktion der Schwester, nach meiner Ankunft in der Rehaklinik Bad Aibling, als ich ehrlich und naiv berichtete, dass ich seit fünf Tagen keinen Stuhlgang gehabt hatte. »Herr Brendel, da müssen wir was machen!« Nichts lieber als das! Ich war zu jeder Schandtat bereit. Also bekam ich ein köstliches Abführmittelchen gereicht und harrte der Dinge, die da hoffentlich kamen.

Was folgte, war mit Abstand das Schmerzhafteste, Widerlichste und Erniedrigendste, was ich jemals erleben durfte. Ich sage nur: Kotstein! Wenn Sie sich fragen, was das ist, kann ich nur als alter Lateiner sagen: Nomen est omen. Seitdem bilde ich mir ein, eine konkrete Vorstellung davon zu haben, wie es sich anfühlen muss, ein Kind zur Welt zu bringen. Meine Frau beschreibt ihre Geburtserfahrungen immer so: »Stell dir vor, in dein rechtes Nasenloch fährt ein ICE rein, und der will irgendwo anders wieder raus. So in etwa fühlt sich das an.« Ich gebar an diesem Tag, mit tatkräftiger Hilfe einer griechischen Krankenschwester, die im wahrsten Sinne des Wortes richtig Hand anlegte, einen kapitalen Kotstein. Nur war mein Geburtserlebnis nicht von großem Mutterglück gekrönt, und ich wollte auch nicht, dass man ihn mir im Anschluss auf die Brust legte. Aber geschrien, gepresst und gestoßatmet habe ich exakt wie meine Frau während der Geburten unserer Kinder.

Der 8. April brachte wieder eine Verschlechterung meines Zustandes. Wie das festgestellt wurde? Durch die vielen hochtechnologischen Geräte, an die ich angeschlossen war? Mitnichten! Das Fortschreiten meiner Lähmungen wurde einzig und allein durch ein Röhrchen bestimmt, in das ich blasen musste. Der angezeigte Wert gab Aufschluss über meine noch vorhandene Lungenkraft. Und er wurde von Tag zu Tag schlechter. Ach ja, und dann fragten die Ärzte immer bei der Visite: »Können Sie uns denn sagen, bis wohin Sie die Lähmung spüren?« Das war jedes Mal eine Riesengaudi, denn als ich die Arme noch ein wenig bewegen konnte, sollte ich quasi mit der bereits gelähmten, tauben Hand auf meiner Brust ertasten, wie hoch die Lähmung bereits fortgeschritten war. Genauso gut hätten wir eine Münze schmeißen können.

Bei einer dieser Visiten habe ich einfach irgendeine Stelle angezeigt, einfach nur, um ein Lächeln auf das Antlitz meiner Wohltäter zu zaubern. Doch diese, nur gut gemeinte, kleine Flunkerei ging gründlich schief. Sie wurden alle plötzlich ganz ernst und murmelten irgendwas von »Ataxie… disso… Extra-Untersuchung … müssen wir ausschließen …« Nach diesem Reinfall habe ich Scherze dieser Art unterlassen und mich lieber darauf beschränkt, aus Leibeskräften in mein Röhrchen zu blasen. Was mir aber immer größere Sorgen bereitete. Denn eine übereifrige Schwester hatte mir verraten, dass es ab einem Wert von 1,4 kritisch würde. Sprich, sollte mein Lungenvolumen unter diesen Wert fallen, würde man mich künstlich beatmen müssen. Dann stünde ein Luftröhrenschnitt an.

Eingeliefert worden war ich mit einem Wert von 5,4. Inzwischen war ich bei 2,1 angelangt und bekam spürbar schwerer Luft. Um mich abzulenken, brachte mir meine Familie einen portablen DVD-Player und ein Bündel Filme mit. Der DVD-Player wurde direkt vor meine Nase auf den ausziehbaren Tisch meines Krankenhausschränkchens gestellt, Kopfhörer in meine Ohren gestöpselt, Play - und los ging`s. Nach einer Weile fuchtelte ein neuer Arzt mit seinen Händen vor meinem Gesicht rum und deutete mir, ich möge bitte die Kopfhörer aus den Ohren nehmen. Bis ihm klar wurde, dass ich dazu schon Luftdruck im Gehirn gebraucht hätte, um sie damit rauszublasen, denn mit meinen Armen und Händen war in der Hinsicht schon lange nicht mehr zu rechnen. Also nahm er sie selbst raus. »Herr Brendel, ich wollte Ihnen nur sagen, dass Ihre Frau angerufen hat und Ihnen eine gute Nacht wünscht!« Ach, wie nett, vielen Dank! Zufrieden den Patienten ein wenig aufgeheitert zu haben, entschwebte der Herr Doktor wieder. Leider vergaß er, die Kopfhörer zurück in meine Ohren zu stöpseln, und ich genoss die DVD ab jetzt als Stummfilm.

13. Wo Menschen sterben

Am 9. April war Schluss mit lustig. Die Ärzte der Intensivstation kamen vorbei, um sich »mal vorzustellen, falls es dazu kommen sollte ...« Ihnen und mir war da schon klar, dass es »dazu« kommen würde. Das Atmen fiel mir zusehends schwerer. Die Lähmungen waren inzwischen bei meinem Gesicht angelangt; in der rechten Hälfte waren sie stärker ausgeprägt als links, was einen leicht schiefen Mund zur Folge hatte. Im Grunde genommen konnte ich nur noch meinen Kopf bewegen, und auch den bloß ein paar Zentimeter nach rechts und links. Das Sprechen ging nicht mehr so gut, und ich dachte mir: »Brendel, jetzt bist du echt im Arsch!« Seltsamerweise - und das soll auf keinen Fall heroisch klingen, denn ein Held war ich während dieser Zeit auf gar keinen Fall – gab es selbst in den schlimmsten durchgeweinten Nächten einen winzig kleinen Teil von mir, der immer über die Gesamtsituation schmunzeln musste.

Der sich dachte: »Mein Gott, wie typisch! Ist ja klar, dass du eine Krankheit bekommst, die so selten ist wie ein Lottogewinn. Darunter machst du es wohl nicht, was? Normal kann ja jeder. Na gut, eins ist wenigstens klar: Schlechter als jetzt wird es dir niemals gehen.« Dieses »innere Schmunzeln« hat mich durch die gesamte Krankheit begleitet. Eigentlich begleitet es mich schon mein ganzes Leben. Selbst wenn ich zu neunundneunzig Prozent traurig bin, schmunzelt das verbliebene eine Prozent. Ich glaube, erst wenn ich das eines Tages verliere würde, wäre es wirklich kritisch.

Also, wenn ich jemals gefährdet war, dieses »innere Schmunzeln« zu verlieren, dann war es in dem Moment, als entschieden wurde, dass ich auf die Intensivstation verlegt werden musste. Wenn jemand an GBS erkrankt ist, kann man niemals sagen, wann die Krankheit stoppt. Trotz des klassischen Verlaufs der aufsteigenden Lähmungen und der absteigenden Heilung ist jeder einzelne Fall individuell. Manchmal steigen die Lähmungen nur bis zur Hüfte (So ist das angeblich bei Fußball-Profi Markus Babbel gewesen, den diese Krankheit zwei Jahre seiner Karriere gekostet hat, als er von 2000 bis 2004 in England spielte), manchmal steigen sie bis in die Brust oder wie bei mir bis zum Gesicht. Wenn die Lähmung bis ins Gesicht steigt, ist die Wahrscheinlichkeit groß, dass auch das Zwerchfell betroffen wird und der Patient irgendwann nicht mehr eigenständig atmen kann. Das ist der Zeitpunkt, an dem die Intensivmedizin mit lebenserhaltenden Maßnahmen gegensteuert. Ganz selten ist auch das Herz betroffen und es kommt zu einer »Herzstarre«. Das ist dann der Moment, in dem die Intensivmediziner ihre Geräte wieder abschalten und den Bestatter anrufen …

Nun war ich also nach neun Tagen in der Uniklinik Großhadern auf der Intensivstation angekommen. Das war die Endstation, höher hinaus konnte es nicht gehen. Von hier führte der Weg entweder ins künstliche Koma oder in die Pathologie - oder vielleicht hatten die Lähmungen ja doch endlich ein Einsehen und beendeten ihren zerstörerischen Weg.

Jeden Tag war ich mit der Hoffnung aufgewacht: Heute, heute, ja heute ist der Tag gekommen, an dem ich das sogenannte »Plateau« erreiche! Heute, ja heute kommt endlich die Wende, ab der es wieder aufwärts geht. Aber leider wurde ich immer wieder enttäuscht.

Meine Ängste und meine Ungeduld waren ins Unermessliche gewachsen, und meine neue Umgebung gab mir den Rest. Die Besuchszeiten waren hier streng eingeschränkt. Der Boden war getränkt mit Tränen der Angehörigen. Ich war einer von zehn Patienten auf dieser Station. Jeder hatte ein kleines Einzelzimmer, bis unter die Decke vollgestellt mit Maschinen, die zur Not jede einzelne

Körperfunktion übernehmen würden. Meine neun »Kollegen« lagen alle im Koma. Fast ständig hörte man jemanden weinen, zumindest während der Besuchszeit. Ich war der einzige Insasse, der bei Bewusstsein war, der einzige, der sprechen konnte. Das führte zum Teil zu recht lustigen Situationen. Auf einer Intensivstation gibt es keinen Tag-Nacht-Rhythmus, es herrscht immer emsiges Treiben. Die Maschinen piepen, die Schwestern und Ärzte hasten heran, und permanent klingelt irgendein Telefon. Immer wenn jemand in meinem eingeschränkten Blickfeld auftauchte, sprach ich ihn oder sie an. Was eine der Schwester irgendwann nachts zu Tode erschreckte. Sie war sprechende Patienten einfach nicht mehr gewohnt.

»Hallo!?«

»Um Himmels willen, haben Sie mich erschreckt. Sie können ja sprechen?!« Auch hier wäre ein Blick in die Krankenakte hilfreich gewesen, aber ich wusste ja bereits, dass das maßlos überschätzt wurde.

Auf der Intensivstation gehört zum Begrüßungsritual eine kleine Operation. Bei örtlicher Betäubung wird eine Kanüle in eine Ader am Handgelenk eingeführt. Somit muss niemand mehr Blutdruck oder Puls messen, das geschieht über diesen Schlauch im Handgelenk. Außerdem wird einem normalerweise flugs ein Blasenkatheter eingesetzt, schließlich ist die Zeit hier knapp, da kann nicht alle Nase lang jemand vorbeikommen, um einen gelähmten Schniedel in die Urinflasche zu legen. Trotzdem bestand ich darauf: Meine letzte Blasenkatheter- Erfahrung war mir noch in zu schmerzhafter Erinnerung, außerdem war meine Kontinenz mein letzter Stolz. Fast die einzige Körperfunktion, die mich noch nicht verlassen hatte. Deshalb klammerte ich mich daran wie ein trotziges Kind an sein Lieblingsspielzeug. Lange schien es so, als ob ich auf verlorenen Posten kämpfen würde, da mein Ansinnen gegen die Regeln auf dieser Station verstieß. Aber urplötzlich lenkte die Ärztin ein; ich denke, sie hatte einfach Mitleid mit diesem verzweifelten Haufen Holzfleisch, der seinen letzten Funken Energie in eine Demo gegen den Blasenkatheter investierte. Mutig geworden durch meinen kleinen Sieg, bat ich darum, doch bitte das Rollo zum Nachbarzimmer zu öffnen, damit ich meinen Mitpatienten sehen könnte und nicht so allein sei. Die Schwester musterte mich eine Weile und öffnete dann mit einem: »Wenn Sie meinen ...« den Rollo. Als ich sah, was der Rollo bisher vor mir verborgen hatte, musste ich sie bitten ihn ganz schnell wieder zu schließen. Was sie wortlos tat. Oh, mein Gott, wo war ich gelandet? Das war wirklich die Endstation. Ein Platz wo Menschen sterben. Das Vorzimmer zur Hölle.

14. D-Night

Es folgte eine Nacht, wie ich sie definitiv nicht mehr für möglich gehalten hatte. Die Schmerzen brachten mich diesmal wirklich fast um den Verstand. Im Minutentakt wimmerte ich nach Schmerzmitteln. Und man gab mir reichlich! Oral, subkutan (in die Bauchdecke gespritzt) und intravenös. Aber es reichte einfach nicht. Meine Atemnot und meine Schmerzen vermischten sich und gipfelten in eine kolossale Panik, bis … ja, bis sie ihr ganz spezielles Schränkchen öffneten. Was sie mir dann spritzten, veränderte alles schlagartig. Die Schmerzen waren wie weggeblasen, und ich flog. Völlig körperlos schwebte ich über eine wüstenähnliche Landschaft. Alles war so friedlich und so unbeschreiblich schön! Ich empfand ein tiefes Glücksgefühl und eine schier unendliche Zufriedenheit. Ich konnte gar nicht mehr aufhören zu fliegen. Alles nur ein Traum? Also, ehrlich gesagt, hatte ich die Augen offen! Die Wüste verschwand, wenn ich die Augen kurz schloss, war aber sofort wieder da, wenn ich sie öffnete. Man hatte mir Morphium gegeben, was dafür sorgte, dass ich diese Intensivstation zwei Stunden lang für den besten Ort der Welt hielt. Danach kamen die Schmerzen zurück, dafür hatte ich jetzt Halluzinationen, sah Menschen, die gar nicht im Raum waren, und diverse andere Dinge.

Am nächsten Morgen hatte ich dann schlechte Nierenwerte, aber die Stunden unter Morphium haben sich trotzdem in mein Gehirn eingebrannt. Wohl immer noch unter den Nachwirkungen leidend, entspann sich folgender Dialog, als meine Frau zu Besuch kam:

»Psst!«

»Was ist denn?«

Ich rollte verschwörerisch mit den Augen und bedeutete der Gattin, sie möge mein Bett hochfahren, damit ich sitzend mein unglaubliches Geheimnis preisgeben konnte. Sie tat wie ihr geheißen, und ich raunte ihr wichtigtuerisch zu: »Die haben hier Riesenprobleme mit dem Bananenhaken!«

Meine Frau holte sofort den zuständigen Arzt, aber als der kam, hatte ich schon keinerlei Erinnerung mehr an diese Unterhaltung. Habe ich übrigens bis heute nicht. Da muss ich mich voll auf Zeugenaussagen verlassen.

Ein weiteres Gespräch, das angeblich wenig später stattfand: »Schatz, weißt du was, wenn ich das hier alles endlich überstanden habe und wieder gesund bin, dann schenke ich dir einen Mantel!« Angesichts der Tatsache, dass es draußen ca. dreißig Grad im Schatten hatte, war das ein doch recht ungewöhnliches Ansinnen. Meine Frau hoffte noch kurz, dass ich vielleicht ein »Dia-Mantel« gemeint hätte, aber da war ich schon wieder im Morphium-Kater entschwunden.

15. Warten auf Bad Aibling

Die Nacht vom 9. auf den 10. April hatte alles in den Schatten gestellt. Die Lähmungen waren inzwischen so stark, dass ich wie festgenagelt auf dem Bett lag. Aber, und das war neu, sie waren nicht weitergewandert! Keine Verschlechterung der Lungenkapazität mehr! Und tatsächlich fühlte sich meine linke Gesichtshälfte weniger taub an als noch am Vortag! (Soweit ich das mit meiner Zunge von innen erfühlen konnte.) Endlich war es eingetreten, das Ziel all unserer Hoffnungen: Das Plateau war erreicht!

Ab jetzt würde es nur noch besser werden. Gott sei's getrommelt und gepfiffen! Jetzt würden sie den wahren Ironman zu sehen bekommen! So wahr ich hier lag wie ein Stück Treibholz und morphiumgeschwängerten Unsinn redete: Jetzt würde diese Krankheit mich kennenlernen! Halleluja!

Zehn Tage hatte mein Körper gebraucht, um das »Plateau« zu erreichen. Und kurz vor knapp hatte die Krankheit aufgehört, sich zu verschlimmern. Trotzdem war ich innerhalb von nur zehn Tagen zum absoluten Pflegefall mutiert. Es gab nichts, was ich alleine tun konnte, und ich war immer noch auf der Intensivstation, wo mich am Morgen zwei fröhliche Schwestern wuschen und bespaßten.

Auch wenn hier einige medizinische Mitarbeiter ein wenig Spott abbekommen, darf auf keinen Fall ein falsches Bild entstehen. Zu neunundneunzig Prozent waren all die Ärzte, Schwestern, Pfleger und Therapeuten einfach großartig. Ich wurde teilweise mit einer

Hingabe und Liebenswürdigkeit betreut, die einfach beschämend war, weil ich so etwas nicht könnte. Und das ist nicht nur so dahingesagt, sondern den Beweis habe ich bereits während meiner fünfzehn Monate Zivildienst in einem Kuratorium für Dialyse erbracht. Einmal musste ich einem dieser bemitleidenswerten Menschen ohne Nierenfunktion die Bettpfanne bringen; dabei habe ich mich fast in sein Bett übergeben. Und einmal musste ich eine schmerzgeplagte alte Dame, die wenig später verstarb, mit dem Rollstuhl aus dem Taxi abholen. Leider hatte ich vergessen, die Rollstuhlreifen zu checken. Sie waren platt wie eine Flunder, nicht ein Fünkchen Luft mehr in den Reifen. Statt das Problem konstruktiv, sprich arbeitsintensiv zu lösen, schleifte ich die irritierte Patientin einfach zwanzig Meter quietschend über den strahlend weißen Linoleum-Gang zu ihrem Zimmer. Der Stationsvorsteher fragt sich heute noch, woher die ellenlange schwarze Schleifspur kam.

Ich hingegen traf während meiner Krankheit wirklich großartige und positive Menschen, die energisch jeder Schwermut entgegenarbeiteten und mich permanent förderten und forderten. Selbst die wenigen negativen Ausnahmen haben mir etwas gebracht, denn auch Wut und Trotz können eine ungeheuer starke Motivation sein. Außerdem, konnte man es ihnen verdenken? Wer zwanzig Jahre lang oder länger diesen Job gemacht hat, der physisch und psychisch extrem hart und dazu auch noch schlecht bezahlt ist, der ist vielleicht einfach ausgebrannt und oftmals am Ende seiner Kräfte. Wenige der älteren Schwestern hatten noch den Elan ihrer jüngeren Kolleginnen. Aber im Nachhinein kann ich das wirklich sehr gut verstehen.

Immer wieder machte ich Ihnen Komplimente und zeigte offen meine Dankbarkeit und Bewunderung, aber immer verknüpft mit meinem Erstaunen darüber, wie man sich dermaßen einsetzen kann für eine solch geringe Bezahlung. Einmal entgegnete mir eine Krankenschwester leicht entnervt: »Herr Brendel, das ist der soziale Beruf! Das macht man nicht wegen des Geldes!« Etwas Derartiges wäre mir niemals in den Sinn gekommen! Obwohl ich so tief gesunken war, saß ich doch immer noch auf einem ziemlich hohen Ross.

Umso mehr versuchte ich zu jeder Person, die mir begegnete, eine persönliche Beziehung aufzubauen. Sobald jemand die Nase zur Tür reinsteckte, erzählte und erzählte ich. Damit ich für alle nicht mehr nur Patient Numero xy war, sondern der Oli, der beim Fernsehen arbeitet, der schon zweimal einen Ironman gemacht hat und definitiv einen dritten machen wird, und so weiter und so fort. So versuchte ich Pfleger, Schwestern und Therapeuten zu unterhalten, einfach damit sie mich mochten und gerne in mein Zimmer kamen. Denn als Gelähmter bist du einfach ganz schön im Arsch, wenn dir nicht permanent jemand hilft. Das funktionierte erstaunlich gut, nur eine Schwester war gegen all meine Einwicklungsversuche völlig immun. Schwester Anna! Diese schon etwas verblühte Blume der Rehaklinik Bad Aibling wird freilich später noch eine Schlüsselrolle spielen.

Aber in Bad Aibling war ich noch lange nicht. Jetzt stellte ich mich erst einmal auf eine weitere Nacht auf der Intensivstation ein, aber auch das konnte mich in meiner Euphorie nicht erschüttern. Ja, ich war sogar so entspannt, dass ich beschloss, den Abend vor dem Fernseher zu verbringen. Oben links in meinem Zimmer hing ein kleines Gerät, und da meine Augen ja noch beweglich waren, konnte ich ihn auch ganz gut sehen. Tagelang hatte mich nichts interessiert außer meiner Krankheit, aber heute sollte der erste Tag von meinem neuen alten Leben sein. Der 10. April 2007 war ein Dienstag und ich wollte irgendetwas auf ProSieben sehen, nicht nur mein Arbeitgeber, sondern auch mein Lieblingssender. Doch noch vor dem Hauptprogramm stürmte eine junge, engagierte Dame in mein Fernsehzimmer und überschüttete mich mit einem Wortschwall, dem ich kaum folgen konnte: »Halluzinationen … sehr interessant … Schlafforschung … Wirkung von Schmerzmitteln … Feldtest … selten die Möglichkeit … Vielen Dank!«

Damit begann sie überall an meinem Körper kleine Elektroden anzubringen, unter anderem an meinem Kopf und damit in meinen Haaren, wo sie mit einer Art Lehm fixiert wurden. Die Ärzte wussten um meine Halluzinationen der letzten Nacht und hatten mich offenbar als Forschungsobjekt an die internen Schlafforscher verschachert. Aber ohne mich! Ich wollte gerade protestieren, da wurde mein Zimmer schon wieder geentert. Diesmal von einem Arzt, der nur lapidar meinte: »Wir brauchen ihr Bett!« Kurz dachte ich, er hätte eine Meise von den Ausmaßen eines Flugsauriers, bis mir klar wurde, dass ich mein Bett wohl behalten durfte, aber nicht den Platz auf der Intensivstation. Schon wurde ich über Krankenhausgänge gerollt, während die emsige Schlafforscherin fröhlich schnatternd meine Haare weiter mit Lehm beklebte. Auf meiner alten *Stroke*-Station angekommen, unterbrach ich sie irgendwann rüde mit: »Sagen Sie mal, muss ich das eigentlich machen?«

»Äh, wie meinen Sie?«

»Na ja, muss ich bei Ihrem Experiment mitmachen, oder kann ich auch nein sagen?«

Ihre gute Laune erstarb sofort. Einer der Ärzte der Stroke-Unit hatte unser Gespräch mitgehört, und ratz-fatz war Fräulein Schlafforschung samt ihren tausend Elektroden verschwunden. Zurück blieb ein vollständig Gelähmter ohne Fernseher und mit Lehm in den Haaren.

Am nächsten Tag, dem 11. April, kam ich wieder in mein altes Einzelzimmer, das jetzt, da die Lähmungen innegehalten hatten, nicht mehr den gleichen Schrecken für mich hatte wie noch vor einer Woche. Trotzdem mussten die Schwestern immer meine Tür einen Spalt auflassen! Der furchtsame kleine Junge steckte noch immer in mir, und so schnell wurde ich ihn auch nicht mehr los.

Mein elfter Tag in Großhadern war auch der Tag, an dem das erste von vielen martialischen Geräten in mein Leben trat, welche mir in Zukunft helfen sollten, ebenjenes Leben zurückzuerlangen: das Stehbrett. Sie kamen zu zweit, was mir schon zu denken gab, und sie hatten etwas dabei, was aussah wie eine Trage auf Rädern. Auf diese wurde ich mit vereinten Kräften draufgewuchtet und festgeschnallt. Dann folgte die Belehrung: »So, Herr Brendel. Wir werden Sie jetzt mittels dieses sogenannten Stehbrettes Schritt für Schritt in die Senkrechte bringen. Das dient dazu, ihren Kreislauf zu aktivieren, der durch das lange Liegen geschwächt ist. Bitte sagen Sie uns sofort, falls Ihnen schwarz vor Augen oder schwindelig wird. Versuchen Sie bitte auf keinen Fall, den Helden zu spielen, Sie überfordern sich nur. Das erste Mal auf dem Stehbrett ist kein Spaziergang!«

Wie wichtig es alle immer hatten! Ich konnte mir beim besten Willen nicht vorstellen, dass dieses Unterfangen eine größere Wirkung auf mich haben würde. Vor zwei Wochen war ich noch problemlos hundert Kilometer geradelt, und jetzt sollte mich der aufrechte Stand vom Hocker ziehen? Mich? Einen Ironman!? Innerlich musste ich ein bisschen lachen über diese beiden ernsten Herren, die mir jetzt permanent den Blutdruck maßen, obwohl es noch gar nicht losgegangen war. Meine Frau, die gerade da war, musste auch ein wenig schmunzeln. Man kam sich vor, als ob jetzt gleich das Space Shuttle in die Erdatmosphäre eintreten würde.

»Sind Sie bereit, Herr Brendel? Und wie gesagt, bitte sagen Sie sofort Bescheid, wenn Sie Probleme bekommen!« Ja, ja, passt schon. Sie brachten das Stehbrett in eine leichte Schrägstellung, von aufrecht stehen war das noch himmelweit entfernt. Mein Blutdruck sackte sofort in den Keller, kalter Schweiß brach mir aus, jede Farbe wich aus meinem Gesicht und ich röchelte nur »O Gott!« Sie brachten mich sofort wieder in die Horizontale, warteten, bis ich mich wieder beruhigt und einen messbaren Blutdruck hatte und wuchteten mich zurück ins Bett. Mit einem »Also, dann bis morgen Herr Brendel!« schoben sie sich und ihr unverantwortliches Folterinstrument aus dem Zimmer. Ich blieb zurück, mit dem Wissen, was ein Stehbrett ist, und der Erkenntnis, dass vom Ironman nicht mal mehr ein Blechmännchen übrig war. Und tatsächlich, ab jetzt kamen sie täglich, um mir meine restliche Zeit in Großhadern zu versüßen. Jedes Mal triezten sie mich bis zur Kotzgrenze, und jedes Mal kam ich ein Stückchen weiter hoch. Aber ganz in die Vertikale habe ich es nie geschafft.

Sofort nach Erreichen des Plateaus wurde mir eine Überweisung in die Rehaklinik Bad Aibling in Aussicht gestellt. Nach dem ersten Tag, an dem die Lähmungen nicht voranschreiten, wird man zwar noch ein paar Tage beobachtet, aber in der Regel besteht dann keine

Lebensgefahr mehr und man kann damit beginnen, alle verlorenen Körperfunktionen wieder neu zu erlernen. Somit bestanden die nächsten Tage aus Warten auf den Abtransport, Kotzen auf dem Stehbrett und Glotzen des TV- Abendprogramms.

Schnell merkte ich, dass ich meine Fernsehgewohnheiten als Gelähmter ein wenig umstellen musste. Eigentlich bin ich ein leidenschaftlicher Zapper, schaue meistens mehrere Programme gleichzeitig und habe eine sehr kurze Verweildauer. Solche Zuseher sind übrigens der Schrecken der Werbezeitenverkäufer und Programmforscher, da sie Werbeinseln konsequent ausweichen und weniger zur Quote beitragen, als die Sender sich wünschen. Doch für ständiges Umschalten hätte eine Krankenschwester abgestellt werden müssen, um permanent auf meine Anweisung hin die Fernbedienung zu betätigen. Das wiederum hielt selbst ich für leicht übertrieben. Also musste ich jeden Abend eine Entscheidung treffen: Welcher Sender würde am besten meinen Abend füllen?

Um diese Frage zu beantworten, ging ich also täglich in innere Klausur. Nur leider konnte ich dafür nicht auf Programmzeitschriften zurückgreifen, es sein denn, ein Besucher erbarmte sich, mir daraus vorzulesen. Meistens jedoch musste ich mich auf mein Gedächtnis verlassen. Was natürlich hieß, dass mir jede Sonderprogrammierung den Abend verhagelte. Aber mit der Zeit hatte ich es raus, und jeder Wochentag war fix besetzt. Sonntag die ARD mit dem Tatort, Donnerstag ProSieben mit Heidi Klum, und so weiter. Nur der Samstag war ob der großen Auswahl immer schwierig. Oft war ich dann doch in arger Versuchung, mir eine Umschalthilfe kommen zu lassen, habe diesem Verlangen aber nie nachgegeben, sondern teilweise Stunden darauf gewartet, dass sich meine Zimmertür von alleine öffnete, um dann sofort loszukrähen: »RTL! Bitte!« Eine gewisse Seriosität konnte ich meinem Anliegen immer dadurch verleihen, dass ich ja fürs Fernsehen arbeitete. Die Schwestern dachten wohl, dass ich mich allein aus beruflichen Gründen bucklig glotzen würde.

Irgendwie war es beglückend, einen ganzen Abend lang nur einen einzigen Sender zu verfolgen. Man lässt sich völlig anders auf ein Programm ein, wenn man weiß, dass man sowieso nicht entkommen kann. Nie habe ich konzentrierter ferngesehen, denn was sollte mich auch sonst ablenken? Wie hieß es mal so schön in einem sehr, sehr schlechten Witz: »Keine Hände, keine Kekse!« Ganzkörperlähmung knabbert schlecht und liest maximal eine Seite. Zumindest, wenn jemand so nett war, das Buch aufzuschlagen.

Aber Wunder über Wunder, es veränderte sich was! Die Ärzte hatten ja versprochen, dass sofort nach dem »Plateau« die absteigende Heilung einsetzen würde. Und was ein GBS-Patient, ach was, wahrscheinlich jeder Gelähmte, niemals aufgibt, ist der Versuch, sich zu bewegen. Und plötzlich ging es! Erst war da nur ein Gefühl im linken Arm, dass es gehen könnte, was es dann aber nicht tat, aber am 14. April zuckte das Ding!

Und am 15. April konnte ich mir mit einer unkontrollierten Bewegung die linke Hand ins Gesicht schmeißen! Manchmal bekam ich meine Nase zu fassen, dann konnte die Hand sogar da oben bleiben und mich ein bisschen im Gesicht kratzen. Oh, wie schön doch Selberkratzen sein kann!

Am 16. April war es dann so weit! Lebe wohl, geschätzte Uniklinik Großhadern! Ort furchtbarster Angst und allergrößter Hoffnung. Stehbrettgarage und Tränenhort, *Stroke Unit* und Intensivstation. Ich werde euch immer ehren, aber nicht vermissen. Vielleicht warteten jetzt Tage auf mich, an denen ich nicht x-mal höre: »So jetzt wird`s gleich ein bisschen kalt.« Oder: »Achtung, jetzt piekst es ein wenig.« Oder: »Das könnte ein bisschen wehtun, ist aber gleich vorbei.«

Zuerst einmal musste aber die eine Stunde Fahrt nach Bad Aibling bewältigt werden. Mein erstes Mal im Notarztwagen! Auch das erste Mal, dass ich eine Stunde lang aus einer Heckscheibe den nachfolgenden Verkehr beobachten konnte. Ich sag`s ja, Lähmung bildet! Meine beiden Chauffeure wurden ein wenig stutzig, als ich fragte, ob sie denn auch eine Urinflasche für mich hätten. Ja, von gewissen lieb gewonnenen Gewohnheiten trennt man sich einfach schwer. Hatten sie natürlich nicht. Somit wechselte eine dieser plastikgewordenen Menschenhilfen den Besitzer. Aber nicht drei, zwei, eins … meins, sondern der Saftfänger befreite sich von seiner Lebenszeit-Anstellung in Großhadern und riskierte den Sprung in eine uns beiden völlig unbekannte neurologische Rehaklinik im tiefsten Bayern.

»So, Herr Brendel, hier ist Ihre Urinflasche. Ich häng sie mal hier hin, dann haben Sie sie in Griffweite!« Hihi, ich lach mich schlapp. Schon wieder ein Krankenakten-Verächter oder einfach so ignorant wie der Typ vor Jahren auf einer Party, der nicht glauben konnte, dass meine Freundin sich rein vegetarisch ernährte. »Wie, gar kein Fleisch? Auch kein Hühnchen? Und Pute? Aber Leberkäse schon, oder?« Tja, gelähmt ist gelähmt, da gibt es kein »in Griffweite«, da muss man schon den kleinen Freudenspender fein säuberlich im Urinflaschenhals deponieren.

Es sei denn, man möchte das mitten auf der Autobahn nachholen. Mit Todesverachtung und ohne hinzuschauen verfrachtete er dann den kleinen Oli an die adäquate Stelle, und ich war gerüstet. Auf ins Reha- Paradies!

16. Zurück ins Leben

Meine Begrüßung in meiner neuen Heimat hätte heimeliger nicht sein können. Als ich in mein Zimmer geschoben wurde, lag dort bereits ein röchelnder Herr zwischen fünfundsechzig und hundertdreißig Jahren mit einem kapitalen Luftröhrenschnitt. Zur Feier des Tages hatte er sich in sein feinstes Beinkleid geworfen. Er lag nämlich unten ohne in einer offenen Windel da und schwamm in seinen Exkrementen. Der Gestank ließ einem die Augen tränen. Aber ich war ja inzwischen Kummer gewöhnt und in meiner Euphorie durch nichts zu stoppen. Fröhlich winkte ich ungelenk mit meinem wiedererstarkten linken Arm und schmetterte ein »Guten Tag!« in Richtung Stinkewindel. Leider ohne Reaktion. Auch in den nächsten Tagen wechselten wir nicht ein einziges Wort. Warum das so war, erzähle ich gleich.

Kurz nach mir trafen auch Gattin und Schwiegermutter ein, und gemeinsam nahmen wir nun die Parade der Ärzte und Therapeuten ab. Als da wären: Chefarzt, behandelnder Arzt, Ergotherapeutin, Sprachtherapeutin, Schlucktherapeutin, Physiotherapeutin, Psychologin, Stromtherapeut, Pfleger, Schwestern und eine Dame von der Verwaltung. In Erinnerung blieb mir besonders die Psychologin, die gequält durch den Mund ein- und ausatmete, während ich eilfertig auf meinem Zimmergenossen wies, ein wenig in Sorge, sie könnte mich verdächtigen, Urheber des bestialischen Gestanks sein.

Und dann war da meine Schlucktherapeutin: eine junge hübsche blonde Dame mit einem solch bayerischen Zungenschlag, dass sie problemlos in einem Bully-Herbig-Film die Lacher auf ihrer Seite gehabt hätte: »Grias Eana Gott, I war nacha Ihre Schluckterrrrrapeitin. Wia machat jetza glei an Test, zwengs Ihra Schluckfähigkeit. Kanntn Sie des amoi trinka?« Ich musste sehr an mich halten, um nicht laut loszuprusten, denn sofort war mir der Gedanke in den Kopf geschossen: Ein Glück, dass sie nicht meine Sprachtherapeutin war! Sie leistete aber ganze Arbeit und stellte fest, dass ich eigentlich gar nicht mehr schlucken konnte und bereits in Großhadern auf passierte Kost hätte gesetzt werden müssen. Das holte sie jetzt umgehend nach, und ich war ihr unendlich dankbar dafür. Endlich konnte ich wieder essen! Ich hatte mich zwar auch gewundert, warum ich so gar nichts runtergebracht hatte, hätte es aber nicht mit meiner Schluckfähigkeit in Verbindung gebracht. So wurde ab jetzt all mein Essen durch den Fleischwolf gedreht, und ich liebte es.

Ich liebte es genau einen Tag lang, dann begann ich es zu hassen. Immer wenn ich mein Essen zu Gesicht bekam, bestand es aus drei Haufen.

Einem großen Braunen und zwei Kleinen, einer gelb, einer grün.

»Ah, was gibt's denn heute?«

»Königsberger Klopse!«

Am nächsten Tag optisch exakt das Gleiche, auch geschmacklich, aber angeblich Spaghetti Bolognese, am Tag darauf wieder braun, gelb, grün aber laut Krankenschwester Wiener Schnitzel mit Sättigungsbeilage.

»Aber was ist denn das Grüne?«

»Nach was schmeckt`s denn, Herr Brendel?«

»Mmmh, genauso wie gestern.«

»Sehen Sie!«

Und ich wurde diese passierte Kost nicht los. Immer wieder beteuerte ich meinem weiblichen Ottfried Fischer, dass sich meine Schluckbeschwerden schon drastisch gebessert hätten, aber sie war zu keinerlei Diskussion bereit. »Naa, so schnoi get des a wiada ned. Da miassn mir scho a weng Geduid afbringa!«

Irgendwann ließ ich mich von meiner Frau zum Reha-Kiosk schieben und inhalierte genüsslich eine Pizza, ohne den sofortigen

Erstickungstod zu erleiden. Das führte ich dann als Argument bei der nächsten Schluck- Diskussion ins Feld, was mir einen saftigen Anschiss meiner bajuwarischen Zuchtmeisterin einbrachte und meine Matschekost-Folter sicher um einige Tage verlängerte.

Ansonsten beteuerte ich allen Therapeuten und Ärzten meine hundertprozentige Unterstützung. Ich wollte jede Therapie machen, die ihnen überhaupt einfallen würde, und war gewillt, rund um die Uhr zu trainieren, um so schnell wie möglich wieder mein Leben zurückzuerlangen.

Wenn man nach Bad Aibling kommt, wird man einem allgemeinen Test unterzogen. Es wird geprüft, welche Körperfunktionen man noch hat, was man alleine machen kann und wobei man Hilfe benötigt. Anhand dieses Tests wird man einer Pflegestation zugeordnet. Der schlechteste Wert sind vierundvierzig Punkte. Ich hatte dreiundvierzig. Nur mein unkoordiniertes linkes Ärmchen bewahrte mich vor dem Maximum. Das hieß, ab auf die pflegeintensivste Station. Von dort konnte ich mich hocharbeiten. Endziel: Eine hotelähnliche Unterbringung, von der aus man völlig selbstständig zu den Therapien geht.

Ich war hellauf begeistert! Hier gab es klare Ziele, schon am zweiten Tag bekam ich einen Therapietagesplan, auf dem minutiös festgehalten war, was ich den Tag über zu tun hatte, und es war ja ausgemacht, dass meine Lähmungen jetzt zurückgehen würden. Alles nur eine Frage der Zeit. Ich gab mir ein Limit von drei Monaten. Das wären immerhin über neunzig Tage in dieser Einrichtung; schon allein diese Zeitspanne erschien mir unvorstellbar lang. Fröhlich teilte ich jedem, der es hören wollte (und auch allen anderen), meinen Entschluss mit, dass ich hier nach drei Monaten gesund rausspazieren würde.

17. Motivationskünstler

Therapeuten und Ärzte reagierten darauf sehr verhalten. Manche Pfleger und Schwestern wurden da schon deutlicher. Ich erinnere mich an das eine oder andere »Nie und nimmer, junger Mann!« Irgendwann hatte sich der Elan des großmäuligen GBS-Patienten auf Station 18 so weit herumgesprochen, dass ich Besuch von einer hochkarätigen Ärztedelegation bekam. Außer dem Chefarzt kannte ich keinen der Ärzte, die da aufmarschierten, und ich sollte sie auch nie wiedersehen. Unser Gespräch begann mit dem üblichen Geplänkel. Wie geht`s Ihnen heute, wie ging`s Ihnen gestern? Was haben Sie für ein Gefühl hier, wie ist es dort? Fühlen Sie das hier? Und das hier? Freudig erregt über so viel Aufmerksamkeit, sprudelte ich nur so vor mich hin. Die geballte Mediziner-Power lauschte mir schweigend, bis ich bei meinem Drei- Monats-Plan angelangt war.

An dieser Stelle wurde ich von einem Weißkittel mit der Frage unterbrochen: »Und was, wenn nicht?«

»Äh, wie meinen?«

»Was ist, wenn Sie es nicht schaffen, in drei Monaten gesund zu werden?« Tja, daran verschwendete ich ehrlich gesagt keinen einzigen Gedanken.

Der Ton wurde nun eindringlicher: »Herr Brendel, wir müssen Sie inständig bitten, sich nicht unter einen solchen Druck zu setzen! Falls Sie es nicht schaffen sollten, werden Sie in ein tiefes Loch fallen und sich damit mehr schaden als nützen! Bitte, vertrauen Sie uns! Wir haben wirklich sehr viel Erfahrung mit dieser Erkrankung. Jedes

Jahr behandeln wir etwa dreißig GBS-Patienten. Und ganz ehrlich, nach nur drei Monaten Reha ist hier noch nie jemand vollständig gesund entlassen worden. Geben Sie sich ein halbes Jahr, das ist eine realistische Zeitspanne, und selbst das wäre eine sehr schnelle und optimal verlaufende Heilung!«

Es ist relativ schwer, einer solchen Bande an weißgewandeten Motivationskünstlern Paroli zu bieten, speziell wenn man den Aktionsradius einer überladenen Mülltonne hat. Aber ich war sauer! Warum um alles in der Welt wollten sie mich unbedingt bremsen? Meine Hoffnungen zerplatzen lassen, meine Ziele in weite Ferne schieben?

Hoffnung und Ziele sind das Benzin des Heilungsmotors. Hier gab es wahrlich schon genug Leute, die nicht einen Tropfen mehr im Tank hatten. Und genau das war auch eigentlich der Hauptgrund, warum ich so schnell wie möglich hier raus wollte: Ich fürchtete mich vor meinen Mitpatienten. Es machte mir Angst zu sehen, wie unfassbar krank Menschen sein können, wie verzweifelt, wie zertrümmert von Gottes Knute. Deswegen fiel meine Antwort auch trotziger aus als meinem Alter angemessen. »Drei Monate! Keinen Tag länger! Ich bin ein Ironman, wie viele ihrer bisherigen GBS-Patienten waren das? Nach drei Monaten werde ich hier rausspazieren! Auf meinen Füßen, aus eigener Kraft!« Eine Weile schwiegen wir uns finster an, dann versuchte einer der Halbgötter die Situation zu retten, indem er ausdrücklich meinen Optimismus und meine positive Haltung lobte, trotzdem noch einmal kurz betonte, dass man es ja nur gut mit mir meinen würde und sie eben Sorge hätten, dass ich mich zu sehr unter Druck setze. Aber auf jeden Fall gute Besserung und toi, toi, toi! Danach trollten sich die Experten, und ich bemühte mich verbissen, ihre Saat des Zweifels nicht aufgehen zu lassen.

Viel später hat mir der Chefarzt erzählt, dass sie danach noch eine Weile beratschlagt hätten, wie sie mich auffangen könnten, wenn ich mein Drei- Monats-Ziel verfehlt hätte. Keiner von ihnen glaubte, dass ich es schaffen würde. Nach einigen Stunden Grübelei nahm ich diesen Auftritt als Ansporn und Herausforderung. »Denen werde ich's zeigen!«

Meine Reha in Bad Aibling war wirklich durchgeplant bis ins Detail, aber einiges war auch Glück bzw. meiner Schwatzhaftigkeit geschuldet, mit der ich jeden in meiner Nähe übergoss. So kam eines Tages mein »Strom- Mann« in mein Zimmer und brachte eine Konstruktion mit, die es mir ermöglichte, im Bett Rad zu fahren. Klingt komisch, war aber so. Dieses Ding wurde irgendwie am Bett befestigt, meine Füße auf den Pedalen fixiert, und dann machte eigentlich ein kleiner Motor die Bewegung.

Denn mit gelähmten Beinen gewinnt man keine Bergetappe. Aber die Beine wurden bewegt, und ich fühlte mich gleich wieder wie ein Ironman. Wir kamen ins Plaudern, und er wurde mein »Strom-Mann«, weil er mir von einem Gerät erzählte, mit dem er per Strom meine Muskeln kontrahieren könnte, was dem Muskelabbau entgegenwirkte. Natürlich war ich sofort Feuer und Flamme; wäre ich aber auch gewesen, wenn er gesagt hätte, ich müsste jeden Tag zwei lebende Frösche roh verspeisen, um schneller wieder gesund zu werden. Ab jetzt kam er fast jeden Tag, bis ich wieder laufen konnte. Angefixt durch das Radeln im Bett fragte ich sofort meine Ärzte, ob ich das nicht jeden Tag machen könnte, aber sie hatten eine bessere Idee. Es gab nämlich auch einen Fitnessraum, in dem man im Rollstuhl radeln konnte, und dort hatte ich jetzt jeden zweiten Tag Therapie. Das Prinzip war das gleiche: Mit dem Rollstuhl wurde man ans Gerät geschoben, eine gute Seele verband die gelähmten Füße mit den Pedalen, und ab ging die Lucy, bzw. der Motor legte los. Man trat so kräftig mit, wie man halt konnte. Am Anfang schaffte ich fünf Watt.

Wenn man weiß, dass ein Ironman-Profi die Radstrecke auf Hawaii mit durchschnittlich dreihundert Watt absolviert, dann kann man sich denken wie motiviert ich war, meine Leistung zu steigern. Ich war ganz versessen auf dieses Radeln. Leider durfte man maximal zwanzig Minuten. Aber sobald ich einen elektrischen Rollstuhl bekommen hatte und meine Freiheit schier grenzenlos erschien, rollerte ich täglich in die Muckibude für Lahme und bettelte dort hartnäckig den Aufseher, meist ein Zivildienstleistender, an, mich auf das Rad zu lassen:

»Hallo!«

»Hallo, Herr Brendel! Sie haben aber heute gar nicht Therapie.«

»Ja und, das Rad ist doch frei.«

»Sie sind aber erst morgen wieder dran!«

»Heute, morgen, ist doch egal!«

So ging das jeden Tag, aber ich wurde nicht einmal weggeschickt, ohne geradelt zu haben. An einem Tag habe ich mir sogar einmal zwei Radl-Einheiten erschlichen, weil die Aufseher mittags Schichtwechsel hatten. Wahnsinnig geholfen hat mir auch meine Physiotherapeutin. Eine fröhliche, auch sehr bayerische junge Dame namens Babsi. Babsi kam jeden zweiten Tag mit einem »Pack ma's!« in meine Gelähmten-Gruft und zwang mich zu Übungen, die anstrengender waren als alles, was ich jemals zuvor gemacht hatte. Beide Ironman-Vorbereitungen inbegriffen. Außerdem gab sie mir immer »Hausaufgaben«. Zum Beispiel, mit dem Daumen nacheinander die anderen vier Finger zu berühren. Eine Übung, die ich bis zur kompletten Verblödung gemacht habe. Immer und immer wieder. Anfangs ging es einfach überhaupt gar nicht. Dann ging es mit der linken Hand, aber für einen Durchgang habe ich locker fünf Minuten gebraucht. Irgendwann kam dann auch die rechte Hand, und irgendwann flogen die Fingerchen wieder wie bei einem Gesunden. Aber erst nach tausenden von Durchgängen.

18. À la carte in der Reha

Als ich das erste Mal außerhalb meines Bettes essen durfte, war das für mich ein bisschen wie Weihnachten. Ich wurde in meinen Rollstuhl transferiert, an einen großen Tisch gesetzt, und man drückte mir eine Gabel mit einem sehr, sehr dicken Schaumstoffgriff in meine gute linke Hand. Mit diesem Prügel von einer Gabel gelang es mir tatsächlich, etwa die Hälfte meines Haschpapi-Essens in den Mund zu schaufeln. Die andere Hälfte landete wahlweise auf meinen Mitpatienten, an den Wänden oder schmückte mein Lätzchen bzw. die unbedeckten Stellen meiner Kleidung. Aber hallo! Ich konnte wieder alleine essen! Keine Fütterung mehr! Endlich wieder mein eigenes Tempo! Allerdings, wenn ich mir das Schnäuzchen verbrannte, war ich jetzt wieder ganz alleine schuld und konnte niemanden mehr beschimpfen.

Ja, wir waren schon eine lustige Runde, die da dreimal am Tag zusammenkam, um mehr oder weniger Nahrung aufzunehmen. Als ich das erste Mal dabei sein durfte, versuchte ich das Eis mit einem fröhlichen: »Na, wie lange sind Sie denn schon alle hier?« zu brechen. Unsere Party-Runde bestand aus zehn neurologischen Schwerstfällen. Und unfassbar, aber wahr: Ich war wieder mal der Einzige, der sprechen konnte. Ich meine, da saß ich, hatte mal genau einen beweglichen Arm, der eine flaschengroße Gabel mühsam zum Mund bewegen konnte, während der eine oder andere Genosse sogar zu Fuß zum Tisch geschlurft kam, aber niemand konnte mit mir sprechen? Ja, die meisten schienen mich nicht einmal wahr zu nehmen.

19. Endlich ein Gefährt

Eine alte Dame in einem enorm großen Rollstuhl konnte zumindest schreiben, aber ihren ersten Zettel entzifferte ich als: »Ich will ihnen ins Bett!«, was ein etwas durchwachsener Start für unsere Kommunikation war. Im Nachhinein habe ich zwar erfahren, dass es wohl »Ich bin die Elisabeth« heißen sollte, aber die Bilder in meinem Kopf wurde ich trotzdem nicht mehr los.

Mir gegenüber saßen zwei ältere Herrschaften mit schwarzen Eishockey- Helmen auf dem Kopf. Hätten sie mit mir sprechen können, hätte ich gerne gescherzt: »Na, Sportunfall? Und zur Sicherheit den Helm gleich aufbehalten, was?« Aber seine edlen Kalauer einfach so in den stillen Raum hineinwerfen möchte man ja auch nicht. Trotzdem grübelte ich natürlich über die sportliche Kopfbedeckung meiner Tischgenossen nach und kam für mich zu dem Schluss, dass es sie wahrscheinlich regelmäßig aus dem Rollstuhl rausholzte und dass man ihnen deswegen zu ihrer eigenen Sicherheit diesen schönen Kopfschmuck hatte angedeihen lassen. Nur die schiere Menge der Eishockeyhelm-Träger machte mich doch etwas stutzig, denn meine beiden Tischgesellen waren bei Weitem nicht die einzigen ihrer Art in Bad Aibling.

Ein Arzt war dann so freundlich mich aufzuklären. Diesen Helm trugen sie mitnichten, weil man Angst hatte, sie würden aus dem Rollstuhl fallen, sondern einzig und allein deswegen, weil ihr Schädel darunter offen war! Diesen Menschen war aus vielfältigen Gründen das Gehirn angeschwollen, und deswegen hatte man ihnen den Schädel geöffnet, um den lebensbedrohlichen Druck vom Denkorgan zu nehmen. Irgendwann, wenn der Druck wieder gesunken war, wurde in einer neuerlichen Operation die Schädeldecke wieder geschlossen. Grundgütiger! Ab jetzt sah ich die Helmis mit völlig anderen Augen!

Mit am Tisch war außerdem ein junger Mann, der komplett in eine andere Welt abgetaucht war. Obwohl er sehr viel manierlicher essen konnte als ich, war auf gar keinen Fall irgendeine Reaktion von ihm zu erhalten. Selbst wenn ich ihm meine Goliath-Gabel in die Stirn gerammt hätte, was ich natürlich weder wollte noch konnte, hätte er mit keiner Wimper gezuckt. Seine Mutter war fast täglich bei ihm, sehr traurig, aber immer gefasst; ich habe nie gesehen, dass er sie auch nur angeblickt hätte. Gesprochen hat er natürlich auch nicht. Sein Anblick stoppte jedes Mal selbst mich Kindskopf. Er war höchstens zwanzig Jahre alt, und in seiner Gegenwart verbot es sich irgendwie, fröhlich zu sein. In seiner Nähe schämte ich mich fast für meine tollen Fortschritte.

Ja, die Fortschritte - ein Thema, das immer stärker in den Vordergrund rückte. Denn innerhalb kürzester Zeit hatte ich mich für einen elektrischen Rollstuhl qualifiziert, den ich mit meiner linken Hand per Joystick bedienen konnte. Ganz ehrlich, Easy Rider kann sich nicht freier gefühlt haben! Ich heizte mit 25 Stundenkilometern über die Reha-Flure, manchmal völlig ohne Sinn und Zweck, einfach nur, um den Wind in meinen Haaren zu spüren. Anfangs war ich noch ein wenig ungeschickt und fuhr das eine oder andere Mal meinem Tischnachbarn beim Rangieren dermaßen ins Kreuz, dass er vornüber in die Vorspeise kippte, aber mit der Zeit wurde ich ein wahrer Virtuose am Joystick und war nur noch unterwegs.

Ein unvergessliches Highlight war mein allererster selbstständiger Besuch im Reha-Kiosk. Mit der Souveränität eines Rolli-Veteranen bestellte ich ein Spezi, ohne die geringste Ahnung, ob ich es überhaupt würde zum Mund führen können. Die nette Dame pulte strahlend das Geld aus den Tiefen meiner Schlafanzughose und stellte den verlockenden halben Liter Kinderbrause auf einen Tisch in der Nähe. Ich joystickte mich hin, umfasste das Glas mit beiden Händen (inzwischen hatte sich auch meine Rechte wieder zum Dienst gemeldet, zumindest halbwegs) und führte das köstliche Nass in Richtung Gesichtsöffnungen. Den Plural muss ich hier benutzen, weil ich wirklich alle Öffnungen meines Gesichts befüllte; den Rest schüttete ich auf Rollstuhl, Tisch und Gebein, aber ein bisschen Flüssigkeit war in meinem Mund gelandet, und das war alles, was für mich zählte! Da saß ich nun, von oben bis unten mit klebrigen Spezi besudelt, sah den Bierdeckeln zu, die an mir vorbeischwammen, und war vielleicht der glücklichste Mensch unter der Sonne.

Ein weiterer Tischgenosse hatte folgendes tägliches Ritual: Das Tablett wurde vor ihn hingestellt, er hob die Plastikhaube, unter der sich die Teller befanden, und sah seine pürierte Kost. (Sie erinnern sich!? Gelb, braun, grün.) Er grunzte angeekelt, denn auch er war zu keinerlei Lautbildung fähig, zeigte aber in Gestik und Mimik überdeutlich, was er von der heutigen Menü-Zusammenstellung hielt. Daraufhin kam die Schwester gelaufen und sagte: »Herr Soundso, Sie müssen etwas essen!« Er grunzte wieder und zeigte nun unmissverständlich, welche Geringschätzung er just in diesem Moment für die jeweilige Schwester empfand. Daraufhin ging es ein bisschen hin und her, Schwester lamentiert, er grunzt. Schließlich holte die Schwester zum entscheidenden Schlag aus: »Dann bekommen Sie heute Trinknahrung!«

Der Fachbegriff war anders, aber ich erinnere mich nicht mehr, weil ich zu diesem Zeitpunkt schon vor Lachen unterm Rollstuhl lag. Seine Trinknahrung kam, stilgerecht serviert in einer schönen Schnabeltasse, wie Babys sie benutzen, Herr Grunz versuchte, daraus zu trinken, es klappte nicht so, wie er sich das vorstellte, er betrachtete die Schnabeltasse grunzend und suchte nach einer Lösung. Plötzlich erhellte sich sein Gesicht wie bei Wickie, wenn er einen Geistesblitz hat, er drehte die Schnabeltasse um und versuchte aus deren Boden zu trinken. Dabei schüttete er sich gekonnt den gesamten halben Liter Flüssignahrung über sein Festtagsgewand und betrachtet dann interessiert grunzend die unglaubliche Sauerei. Die Schwester kam angelaufen, fluchte wie ein albanischer Autoscooterbesitzer und fuhr Meister Grunz ruppig zurück aufs Zimmer.

Dieses atemberaubende Schauspiel wiederholte sich Tag für Tag unter unseren interessierten Blicken. Es war ein bisschen wie Dinner for one an Silvester. Obwohl man genau wusste, was als Nächstes kommen würde, war es immer wieder köstlich anzusehen. Irgendwann haben sie ihn dann künstlich ernährt. Kein Witz!

Ein bisschen Angst hatten wir alle vor dem unheimlichen Russen. Er saß mit seinem Rollstuhl immer auf dem Gang, ganz nah an der Wand, und schmiegte entweder seine Wange oder seine Stirn gegen die Mauer.

Immer wenn ich mit meinem Elektro-Flitzer an ihm vorbeidüste oder irgendjemand ihn sonst wie tangierte, schleuderte er demjenigen grimmige Blicke hinterher. Er sprach niemals ein Wort, obwohl er sprechen konnte, aber halt nur russisch. Kurzum, er machte einen gefährlichen und äußerst wütenden Eindruck. Der auch nicht täuschte! Denn eines Tages war plötzlich ein mächtiger Auftrieb auf meiner Station. Ärzte und Schwestern liefen trappelnd über den Gang, Geschrei und Gekreische, knallende Türen. Natürlich mörderspannend für einen neurologischen Pflegefall, dessen größte Abwechslung der Hebe- und Senk-Einlauf alle zwei Tage war. Als endlich wieder Ruhe einkehrte und eine aufgelöste Schwester sich erbarmte, aus dem Nähkästchen zu plaudern, stellte sich heraus, dass der Russe eine Therapeutin geschlagen hatte. Scheinbar völlig grundlos, quasi aus dem Nichts, dafür recht fest.

Als man ihn dann sieben Ärzte hoch zur Rede gestellt hatte, war nicht viel zustande gekommen, da er nur auf Russisch rumbrüllte und nach den Ärzten spuckte, die wiederum kein Russisch sprachen und sich zum Spucken nicht überwinden konnten. Da die Krankenschwestern sich jetzt weigerten, den Russen zu pflegen, und er überhaupt nicht mehr zu bändigen war, wurde seine Frau eiligst einbestellt, die auch Deutsch sprach und alle Formalitäten für ihn erledigte.

Mit ihrer Hilfe kam man dann auf des Rätsels Lösung. Im Gespräch mit seiner Frau beschwerte sich der Russe bitterlich darüber, in was für einem furchtbaren Hotel er untergebracht sei. Das Essen wäre grauenhaft, überall nur kranke Menschen, außerdem werde er permanent dazu genötigt, sich ins Bett zu legen, obwohl er gar nicht wollte. Er verlangte einen sofortigen Locationwechsel, sonst würde er den Urlaub abbrechen! Na ja, ich konnte nur mit einer mittelgroßen Mistgabel essen, der Russe hatte dafür andere neurologische Problemchen. Fortan wurde die Frau bei uns auf der Station einquartiert, leistete einen Großteil seiner Pflege, und Russe und Lage entspannten sich zusehends.

Sehr exotisch waren auch die vielen arabischen Patienten inklusive vielköpfiger Entourage, die in Bad Aibling ein ganzes Stockwerk besetzten. Es gab unter den deutschen Patienten, speziell bei den älteren, durchaus ein wenig Murren über die arabischen Leidensgenossen.

Speziell die vielköpfige Verwandtschaft war einigen ein Dorn im Auge. Wobei es für mich durchaus nachvollziehbar war, dass jemand, der in Abu Dhabi mit dem Ferrari gegen die Wand gefahren ist und dann zwei Monate später querschnittgelähmt im tiefsten Bayern aufwacht, besser erst mal zumindest ein paar bekannte Gesichter zu sehen bekommt.

Außerdem erzählten die Ärzte und Schwestern immer, dass diese arabischen Patienten eine wichtige Stütze des deutschen Gesundheitssystems seien, da alle Rechnungen diskussionslos per Blitzüberweisung von der jeweiligen Botschaft beglichen würden. Irgendwas wird da schon dran gewesen sein, denn in Bad Aibling wurde sogar extra ein eigenes Gebäude für diese Patienten gebaut. Auch um sie etwas von den anderen Patienten zu separieren, denn ihre Kultur produziert schon lustige Situationen. So kam ein arabischer Patient mal mit seinem Bodyguard zum Belastungs-EKG und ließ seinen kraftstrotzenden Beschützer auf den Ergometer steigen. Als man versuchte, dem Patienten klar zu machen, dass er schon selbst auf das Rad müsste, da ein Belastungs-EKG bei seinem jungen, durchtrainierten Angestellten wenig über die Gesundheit seines Bosses aussagen würde, antwortete er sinngemäß, ob sie denn verrückt seien, er wäre doch krank!

Sobald eine weibliche arabische Patientin Schwimmtherapie hatte, mussten alle männlichen Wesen den gesamten Hallenbadbereich verlassen, und die Glastüren wurden mit Handtüchern verhängt, während sich vor dem Eingang die wartenden Patienten schimpfend stapelten und vor lauter Wut dem Vorder-Rolli hinten rein fuhren. Übrigens eh lustig, wie rücksichtslos zum Teil Rollstuhl gefahren wurde. Denn wo keine Schilder, Polizisten oder Regeln den Verkehr organisieren, hat man gefühlt immer Vorfahrt. Schließlich ist man ja auch krank! Ich habe Rollstuhlfahrer in Lücken brausen sehen, wo definitiv keine Lücken waren. Also zumindest nicht vorher. Danach schon. Und gerade die Rolli-Frischlinge verwechseln im Eifer des Gefechts schon mal rechts und links, oder stolpern über die Tücken des Rückwärtsfahrens.

Das ging mir nicht anders. »So Herr Brendel, jetzt biegen wir links ab … Nein, das andere Links!« Unangenehm war auch, wenn man aus Versehen mal wieder in den Rollwagen mit Patientenakten brauste, den Russen touchierte oder eine Schwester gekonnt auf dem Schoß mitnahm, weil man zu dicht von hinten an sie ran gefahren war.

20. Gelähmter Sex und Gummibüschel

Eine Therapie, auf die ich sehr gespannt war, hieß »Reizstrom«. Dabei werden sowohl Hände als auch Füße in kleine Wannen mit Wasser gelegt, die unter Strom gesetzt werden. Das soll die Extremitäten anregen und langfristig das Taubheitsgefühl vertreiben. Als ich das erste Mal erwartungsfroh dorthin rollern durfte, erwartete mich mal wieder eine ganz besondere Sorte Therapeut.

»Hallo, Brendel ist mein Name, ich hab jetzt Reizstrom.«

»Gut, dann stehen Sie bitte mal auf und setzen sich dort drüben hin.« Sehr witzig. Dachte er, ich fahre diesen Rollstuhl zum Spaß spazieren oder es wäre Karneval und ich ginge als Wolfgang Schäuble?

»Äh, das geht nicht. Ich bin gelähmt.«

»Ja und wie soll das dann bitte schön funktionieren?«

Hatte er mich das jetzt wirklich gefragt? Ich hielt kurz inne, um irgendeinem Moderator die Chance zu geben, aus seinem Hinterhalt zu kommen und mir die versteckten Kameras zu zeigen. »Tja, ehrlich gesagt hatte ich gehofft, dass Sie mir das sagen.« Mich beschlich das ungute Gefühl, dass dieser Herr zum einen noch nie einen Gelähmten gesehen und zum anderen keinen blassen Schimmer davon hatte, was er hier tat. Und der sollte Wasser unter Strom setzen, in dem ich mich befand? Gott stehe mir bei. Mein schlechter Eindruck verstärkte sich, als er unbeholfen versuchte, mich aus dem Rollstuhl zu zerren, und dabei meine verkrümmten gelähmten Beine gerade drücken wollte. Ich schrie vor Schmerzen und beschimpfte ihn inbrünstig. Irgendwelche Sehnen in meinen Beinen waren durch die ewige Liege- und

Sitzerei stark verkürzt, und er versuchte dieses Problem gerade mit Gewalt zu lösen. Irgendwann ließ er schweißgebadet von mir ab und setzte mich zurück in meinen Rollstuhl.

»Das können wir vergessen. Diese Therapie können Sie noch nicht machen.« Ich funkelte ihn bitterböse an. Joystickte mich so erhaben wie irgend möglich aus dem Raum und warf ihm, ohne zurückzublicken, ein

»Ich werde mich über Sie beschweren!« vor die Füße. Einen Wimpernschlag später rammte ich den Türstock, was mir den Abgang leider verdarb. Aber nach ein bisschen Rangieren war ich wutschnaubend draußen und gab ordentlich Rollstuhlgummi, um auf meiner Station jedem, den ich zu Gesicht bekam, vom »Reizstrom-Schlächter« zu erzählen. Mit dem Ergebnis, dass Reizstrom tatsächlich von meinem Therapieplan gestrichen wurde. Und das mir, wo ich doch nach jeder Form von Therapie nur so lechzte!

Trotzdem machte ich immer schneller Fortschritte. Jeden Tag verringerten sich die Lähmungen spürbar, ich ließ keine einzige Therapiestunde aus, bettelte jedes Mal um weitere Anwendungen und ließ mir weiterhin Übungen erklären, die ich allein in meinem Bett machen konnte. Zum Beispiel die »Brücke«, sprich im Liegen mein Gesäß so weit wie möglich heben. Ich glaube, ich habe es tausendmal probiert, bis es das erste Mal halbwegs klappte. Aber von dort war es dann nicht mehr weit hin bis zum Selber-Umdrehen.

Leider gelang es mir zwar irgendwann, mich vom Rücken auf den Bauch zu drehen, aber dann lag ich tonnenschwer und total verzwurbelt auf dem Gesicht und bekam kaum noch Luft. Da ich in der Position auch nicht mehr an die Klingel kam und mal wieder einen scheintoten Bettnachbarn hatte, der außer gelegentlichem Furzen eher wenig zur Unterhaltung beisteuerte, war ich doch recht froh, als routinemäßig eine Schwester ins Zimmer kam und sich sofort auf mich stürzte. »Ja, um Gottes willen, wie liegen Sie denn da? Was haben Sie denn gemacht?« Komischerweise war sie nicht halb so stolz wie ich über meine erste selbstständige Bettwende. Die nächsten Wenden versuchte ich aber sicherheitshalber nur, wenn jemand im Raum war.

Natürlich ist eine neurologische Rehaklinik nicht gerade ein All-inclusive- Wellness-Urlaub. Und selbstverständlich gab es schlimme Momente, Schmerzen und Niedergeschlagenheit. Ich erinnere mich zum Beispiel an eine Nacht, in der die Krankenschwestern unzählige Male das Zimmer stürmten, weil mein röchelnder Zimmergenosse offenbar permanent kurz vor dem Ableben stand. Nach dem das Zimmer zum x-ten Mal in gleißendes Licht getaucht und ich aus dem Schlaf gerissen wurde, habe ich irgendwann laut geweint. »Buhäää …« Aber in der Summe war diese Reha eine glückliche Zeit. Ich hatte ein glasklares Ziel, auf das ich mich hundertprozentig fokussieren konnte, und ich hatte jeden Tag ein Erfolgserlebnis. Jeden Tag ging es mir ein bisschen besser. Täglich kam ein neuer Körperteil zu mir zurück und nahm zögerlich wieder die Arbeit auf.

Apropos »täglich ein neuer Körperteil« - Sex in einer Rehaklinik? Gut, streifen wir auch ganz kurz dieses Kapitel. Die Libido ist zunächst einmal das Allerletzte, was man im Kopf hat, aber irgendwann kehren die Lebensgeister zurück und damit auch die Gedanken an die schönste Nebensache der Welt. Außerdem hat man natürlich auch ein großes Interesse daran, zu sehen, ob noch alles so funktioniert, wie es sollte.

Irgendwann also ließ ich es auf einen Versuch ankommen und nahm die Sache in meine stocktaube halbgelähmte Hand. Na ja, was soll ich sagen? Nach einer Dreiviertelstunde gab ich entnervt auf. Wenn taube Hand auf stocktauben kleinen Oli trifft, kann sich einfach nix entfalten. Aber ich behielt die Sache im Auge und war doch sehr glücklich, als sich einige Tage später das Blatt zum Guten wendete.

Die Wochenenden waren immer ganz besonders zäh. Meist hatte man nur eine einzige Anwendung und sonst viel zu viel freie Zeit. An so einem Wochenende habe ich einmal jedes Wort gelesen, das im SPIEGEL stand. Und ich meine wirklich jedes! Auch die Texte der Anzeigen und das gesamte Impressum. Aber ein Weekend-Highlight werde ich nie vergessen. Im sonnendurchfluteten Innenhof der

Rehaklinik hatte ich »Rollstuhlsitzgruppe«. Wir waren zu viert. Das Gesamtalter meiner drei Sitzgruppengenossen, zwei Damen und ein Herr, würde ich optimistisch auf dreihundert Jahre schätzen, dazu ich und eine fröhliche, energiegeladene Therapeutin, die an uns vier Sportskanonen jeweils einen Plastiktennisschläger verteilte und mit einem seltsamen Gummibüschel in der Hand uns die Aufgabe der heutigen Sitzgruppe erklärte. »Wir trainieren heute ein wenig die Mobilität des Oberkörpers. Das heißt, ich lege jetzt gleich dieses Gummibüschel einem von ihnen auf den Schläger, und Sie reichen es dann dem Nebenmann zu ihrer Rechten weiter. Sie können es auch gerne mit dem Schläger werfen, ganz wie Sie möchten. Los geht's!«

Nun stellte ich mir dieses Bild vor: Ich mit drei missmutigen Greisen reiche ein Gummibüschel mit einem Plastik-Tennisschläger herum. Ob mein Leben wohl jemals absurder werden könnte? Zu meiner Rechten saß der alte Herr, der dermaßen emotionslos das Geschehen verfolgte, dass mir nicht ganz klar war, ob er wusste, woran er gerade teilnahm. Prompt ließ er jedes Mal das Gummibüschel fallen, woraufhin die Therapeutin immer wieder energisch rief: »So, jetzt bitte nicht helfen, dass schafft Herr Soundso selber, nicht wahr?« Woraufhin Mr. Cool sich in Super-Slow-Motion herabbeugte und das Gummibüschel irgendwann wieder auf Spielebene beförderte. Bis er wieder an der Reihe war und sich dasselbe Schauspiel wiederholte. Irgendwann wurde es wirklich ein wenig beschämend und mutete fast wie eine Schikane an. Denn während die Ladys und ich uns zapp-zapp das Büschel zuschanzten verbrauchte unser Büschel-Grobmotoriker so quälend lange Minuten, dass ich schon Sorge hatte, das Weihnachtsfest zu verpassen. Auch wenn wir erst April hatten.

Irgendwann wurde selbst die Therapeutin stutzig und versuchte dieser Büschel-Aversion auf den Grund zu kommen. Dabei stellte sich heraus, dass der gute Mann auf dem linken Auge blind war. Denn dort hinein hatte er in irgendeinem Krieg, ich schätze mal, im Dreißigjährigen, einen Granatsplitter bekommen. Problem erkannt, Problem gebannt: Wir wechselten die Spielrichtung, und fortan flutschte es so gut, dass ich mich von meinen neuen Gummibüschel-Freunden gar nicht mehr trennen wollte. Aber wieder einmal fragte ich mich nach dem Sinn und Zweck der ausführlichen Krankenakten, die ja doch kein Schwein liest.

An einem anderen Wochenende rollerte ich aus lauter Langeweile zum sogenannten »Trostgespräch«. Dort saß man mit einem wahrscheinlich psychologisch geschulten Arzt zusammen und erzählte, wie es so lief und was einen bedrückte. Ich fing an, sprudelte wie immer meine Ironman- Geschichte heraus und platzte nur so vor Euphorie. Tja, und dann war die nächste Patientin dran. Kaum älter als ich, hatte sie eine sehr starke halbseitige Lähmung, die ihr auch das Sprechen erschwerte. Sie erzählte davon, dass sie früher Kickboxerin gewesen war und dass ihr jetzt erst so richtig bewusst geworden sei, dass sie diesen Sport wohl niemals wieder ausüben würde, egal wie gut ihre Heilung verlaufen sollte. Dass sie jetzt langsam zunahm, weil ihr die Bewegung fehlte, dass sie früher eine schöne Frau gewesen sei und sich jetzt wie ein Zombie fühlte und dass sie das furchtbar bedrückte. Irgendwann während sie erzählte, liefen ihr die Tränen aus den Augen, aber sie sprach unbeirrt weiter. Wie sie im Hubschrauber in die Klinik geflogen worden war, nachdem sie in ihrer Wohnung mit einem Gehirninfarkt zusammengebrochen war. Dass sie davor gespürt hätte, dass etwas Schlimmes passieren würde, und es ihrem Arzt auch gesagt hätte, aber der hätte sie nur mit ein paar Aspirin nach Hause geschickt. Als sie fertig war, legte sich Schweigen über den Raum, und nach ein paar aufmunternden Worten des Arztes rollte die Gruppe betreten auseinander. Ich bin nie wieder hingegangen.

21. Stehlift und Schwester Anna

Eine Erfahrung, die ich trotzdem wirklich weitergeben kann ist: Reden Sie um Ihr Leben! Sollten Sie jemals rund um die Uhr auf fremde Hilfe angewiesen sein, seien Sie ein »funny Pflegefall«. Schwestern, Pfleger, Ärzte sind halt auch nur Menschen, und je unterhaltsamer sie die Zeit mit Ihnen empfinden, desto lieber ist ihnen Ihre Gesellschaft. Außerdem muss man versuchen, sich von der Masse an Fällen abzuheben, die diese helfenden Engel täglich zu Gesicht bekommen. Also quatschte ich, was die maroden Hirnwindungen hergaben. Jede(r) bekam von mir ein freundliches Wort oder ein kleines Anekdötchen erzählt, und da war es dann auch gar nicht mehr so schlimm, dass ich alle halbe Stunde mit der vollen Urinflasche wedelte, weil ich nämlich soff wie ein Muli.

Aber Vorsicht mit Komplimenten bei attraktivem Hilfspersonal! In der Regel hat eine hübsche Schwester den Kanal gestrichen voll von Anzüglichkeiten. Denn der Mann ab sechzig hat doch einen gewissen Hang zum Herrenwitz. Hier punktet man eher mit neutralen Geschichten. Wohingegen die stämmige Schwester aus dem Allgäu oder die griesgrämige ältere Oberschwester »von drieben« durchaus für einen kleinen spielerischen Flirt zu haben sind.

Ach ja, und noch ein weiterer Tipp: Lernen sie Kroatisch! Achtzig Prozent des Pflegepersonals können Sie dann nämlich in seiner Muttersprache ansprechen! Das zieht ungeheuer!

Nachdem meine Genesung immer weiter voranschritt, war ich irgendwann qualifiziert für den »Stehlift«. Das ist eine Vorrichtung, an welche man ganz nah mit seinem Rollstuhl hinfährt. Dort bekommt man dann eine Art Geschirr um den Körper gelegt, mit dem man dann elektronisch in den Stand gezogen wird. Im Stand angekommen, hält man sich an zwei knüppelartigen Griffen fest, die an einem Brett befestigt sind. Die nette Therapeutin entfernt schließlich den Rollstuhl hinter einem, damit man sich vor Angst auch so richtig in die Hose macht.

Man hängt also zitternd im Geschirr, hält sich an den Knüppeln fest und wendet seine gesamte Kraft auf, um aufrecht stehen zu bleiben. Obwohl die Therapeutin natürlich beruhigend auf einen einspricht: »Sie machen das sehr gut! Keine Sorge, es kann überhaupt nichts passieren!«, kann man irgendwie nicht so richtig Vertrauen fassen, denn das Brett vor einem ist komplett übersät mit Abdrücken von Zähnen. Sprich, es sind bereits Legionen von Lahmen irgendwann kopfüber in dieses Brett detoniert, nachdem ihnen die Kraft für den aufrechten Stand schlichtweg ausgegangen war.

Ich wette, dass hinter jedem einzelnen von ihnen auch eine Therapeutin stand und sagte: »Sie machen das sehr gut. Keine Sorge, es … So, äh, gut, dann lassen wir Sie jetzt langsam runter. Hm … ob es einen Zahnarzt in der Klinik gibt? Ach, ich denke, das wird wahrscheinlich nicht nötig seien. Ihre dritten Zähne sind ja nicht mehr weit. Wir setzen Sie erst mal wieder auf die leckere passierte Kost und dann sehen wir weiter!«

Nach dem Stehlift kam mein dritter Rollstuhl. Der erste war ein Riesenteil gewesen, das mich überall fixierte und von meiner Frau nur mit Mühe geschoben werden konnte. Der nächste war mein bereits erwähnter heißgeliebter Elektroflitzer, und der dritte war eine neue Herausforderung: der manuelle Rollstuhl! Wie der Name schon sagt, musste ich hier alles selber machen. Kein Elektromotor katapultierte mich mit 30 Stundenkilometern über die Gänge, zum Schrecken der tiefverschleierten arabischen Damen, die mir dann gerne mal ein kehliges »Chrachrachrabat« hinterherriefen, was sicher

in etwa »Schöner blonder Mann ohne Beine schnell« oder ähnliches hieß. Nein, bei diesem manuellen Teil trieb man die Räder mit den Händen an und spürte nach einem Tag durchaus, was man getan hatte.
Bei meinen Streifzügen durch die Klinik hörte ich einmal aus einem Raum Tischtennis-Geklapper. Ein vorbeischlendernder Zivi klärte mich darüber auf, dass das auch eine Therapie sei. Und ich dachte bei mir: Einmal in diesem Raum Tischtennis spielen! Dann habe ich es geschafft! Dann habe ich mein Leben wieder zurück. Aber man weiß ja, erstens kommt es anders und zweitens als man denkt. Meine Fortschritte wurden natürlich genau beobachtet und irgendwann auch honoriert! Nach vier Wochen auf Station 18, wo nur die schwersten Fälle, die intensivste Pflege benötigten, ihr Dasein fristeten, kam ich auf Station xy. Die Nummer habe ich mir leider nicht gemerkt. Um dorthin zu kommen, war eine bestimmte Selbstständigkeit vonnöten. So musste man sich zum Beispiel selbst waschen können. Sprich, man wurde vom Bett in den Rollstuhl transferiert und ab dann machte man alles alleine. Ins Bad rollern, mit Waschlappen, Seife und so weiter hantieren. Selbstständig zu den Therapien gehen … äh fahren. Zu den Essenszeiten in den großen Speisesaal rollen und einfach das freie, zügellose Leben genießen.

Spätestens jetzt wurde es ein belebender Wellness-Aufenthalt. Halt nur ohne Beine. Restlos paradiesisch wurde es als eine Schwester in mein Leben trat, die ich hier Anna nennen möchte.

Schwester Anna war die Erste, die mich auf der neuen Station begrüßte. Wobei diese Begrüßung weit weniger herzlich ausfiel, als ich mir das ausgemalt hatte. Aber ich schrieb das der Schüchternheit zu, die Frauen über sechzig oft befällt, wenn ein knackiger Rollstuhlfahrer vor ihnen rumrollt. Sie nuschelte also eine förmliche Begrüßungsformel in ihren vorhandenen Bart und schickte sich an, den Raum wieder zu verlassen. Aber da hatte sie die Rechnung ohne *il communicatore* gemacht! Die rollende Sabbeltasche, das Sprechfeuerwerk mit der Zentrallähmung.

Denn Schweigen ist nicht immer Gold.

»Waren Sie im Urlaub? Sie sind so schön braun?«

Schwester Anna musterte mich verstört. »Nein.« Puh, ein harter Knochen. Aber ich war mir sicher, sie über meinen glamourösen Job zu kriegen.

»Und sind Sie auch ein Fan von *Germany`s next Topmodel*«?

»Was soll das sein?«

»Eine sehr erfolgreiche Fernseh-Sendung auf ProSieben!«

»Ich habe keinen Fernseher.«

Und während sie das sagte, ging sie rückwärts aus dem Raum. Anscheinend hatte sie Sorge, ihrem neuen Lieblings-Patienten den Rücken zuzukehren. Nach dieser ersten Zurückweisung wurde mir schmerzhaft bewusst, dass ich scheinbar nicht ganz der Typ dieser verdorrten Blume war. Nun gut, ich konnte es verschmerzen. Was als Nächstes passierte, war allerdings schon schwieriger.

»Herr Brendel, auf dieser Station legen wir Wert darauf, dass die Patienten so selbstständig wie möglich agieren!« Da war sie wieder, meine Lieblings-Greisin im Schwesternkittel, und kam ohne lange Vorrede sofort auf den Punkt. »Deswegen muss ich mich hundertprozentig darauf verlassen können, dass Sie Ihre Medikamente zuverlässig einnehmen! Haben Sie gehört? Ich muss mich auf sie V-E-R-L-A-S-S-E-N können!« Seltsamerweise gehen viele Leute bei einem Rollstuhlfahrer davon aus, dass er schlecht hören kann? Es war nicht das erste Mal, dass jemand mit mir so kommunizierte, als würden wir nicht die gleiche Sprache sprechen.

Aber nichts wünschte ich mir mehr, als das Vertrauen dieser liebenswürdigen Damenbart-Trägerin zu erlangen, deswegen nahm ich eingeschüchtert die überraschend große weiße Tablette und schluckte sie gehorsam sofort runter. »Komisch, auf der anderen Station habe ich mittags nie eine Tablette bekommen.«

Hierzu muss man wissen, dass ich täglich zehn Pillen in den unterschiedlichsten Farben und Formen zu mir nahm. Sechs am Morgen, vier am Abend. Inzwischen war ich schon so geübt, dass ich sie mir ohne jede Flüssigkeit quasi direkt in den Magen werfen konnte. Aber eine erdnussgroße weiße Tablette, noch dazu zum Mittagessen, hatte ich bisher noch nie erhalten. Aber ich dachte mir: »Andere Station, andere Pillen!«

Als ich Schwester Annas Blick sah, dachte ich das nicht mehr! Sie blickte panisch auf das Medikamentenschälchen. Ich blickte panisch auf das Medikamentenschälchen. Wir beide blickten panisch auf das Medikamentenschälchen. Was ich dort sah, raubte mir schier den Atem. Schwarz auf Weiß stand dort: »Ottfried Brenner«. Nun heiße ich Oliver Brendel. Gut, dass kann man schon mal verwechseln. Das Schlimme war nur: Ich kannte Ottfried Brenner! Wir hatten ein paar Tage das Zimmer in Bad Aibling geteilt, deswegen war ich urplötzlich einem Nervenzusammenbruch nahe. Diese unfreundliche, wildbewachsene Ausgeburt der Hölle hatte mir die falsche Pille gegeben! Das Medikament eines fünfundsiebzigjährigen Mannes, dessen Darm während einer Operation implodiert war und den sie daraufhin wochenlang gar nicht mehr zugenäht hatten, so oft mussten sie nachoperieren. Diese herrische Quaddel von einer Krankenschwester hatte mir die Dosis eines Mannes reingedrückt, der seit Monaten in der Rehaklinik darum kämpfte, wieder halbwegs Anschluss an ein normales Leben zu finden, und dessen künstlicher Darmausgang permanent entzündet war!

»Um Gottes willen! Was war das denn für ein Medikament?« Nun schaltete Schwester Anna in einen Modus, den ich nur allzu kannte. So hatten die Ärzte während meines Zivildienstes immer reagiert, wenn ein Patient sich beklagte oder ihnen irgendwelche Vorhaltungen machte. Ich möchte ihn den »Ich-nuschele-so-stark-dass-man-mich-nicht-verstehen- kann-denn-dann-sag-ich-wenigstens-nix-Falsches-Modus« nennen. Ich konnte nur mühsam die Worte »Gleich« und etwas, das klang wie »Mussarztfragen« entschlüsseln. Mit dieser spärlichen Information versehen, ließ sie mich allein in meinem Zimmer sitzen. Wo ich sekündlich damit rechnete, zu kollabieren.

Nun muss ich erklären, dass das Wörtchen »Gleich« in einer Rehaklinik bzw. generell im Verhältnis Patient-Nichtpatient völlig verschiedene Bedeutungen haben kann! »Gleich« kann heißen: In wenigen Minuten. Aber auch: In ein paar Stunden oder: Einige Tage später. Leider aber auch: Nie wieder! Das mag damit zusammenhängen, dass man als Patient ein völlig anderes Zeitgefühl hat, da die

Ablenkungsmöglichkeiten zumeist eingeschränkt sind und man ja zumeist nur diese eine Schwester, diesen einen Pfleger als Ansprechpartner hat, während sie bzw. er natürlich viele Patienten betreuen muss. Bei Schwester Anna bedeutete

»Gleich« fast exakt drei Stunden später! Drei Stunden, in denen ich ständig mit meinem Ableben rechnete und hysterisch in meinen Körper hineinhorchte, wann oder wo die Zersetzung beginnen würde. Aber da war sie wieder! Mein Todesengel! Die Giftmischerin mit dem Charme einer Parkuhr. Und was mich wirklich vollkommen sprachlos machte: Sie tat, als ob überhaupt nichts wäre! Völlig unbefangen und für ihre Verhältnisse fast schon freundlich erkundigte sie sich, ob ich noch irgendwas brauchen würde, denn ihre Schicht sei bald zu Ende.

Grundgütiger ... *Ja!* Ich brauchte eine Notoperation! Man musste mir den Magen auspumpen! Wahrscheinlich wurden Blutkonserven benötigt! Ich musste jemandem mein Testament diktieren. Wo war das Ärzteteam? Wo der Defibrillator? Ich konnte ihren Gleichmut einfach nicht fassen!

»Äh, was war denn das nun für ein Medikament von Herrn Brenner, das ich da genommen habe?«

»Ach das! Völlig harmlos! Nur ein Schmerzmittel. Hätten Sie am Abend sowieso bekommen.«

Wäre sie Pinocchio, wäre ihr jetzt ein Baum aus dem Gesicht gewachsen, der bis zur österreichischen Grenze gereicht hätte! Die Lüge war so offensichtlich, dass ich einfach auf weitere Nachfragen verzichtete. Keine meiner Tabletten sah auch nur annähernd so aus wie der Klumpen, den ich vor drei Stunden runtergewürgt hatte. Aber da ich immer noch am Leben und mein weiblicher Sargnagel Anna die Ruhe in Person war, fuhr ich mich ein wenig runter und beschloss, mit meinem Testament noch zu warten.

Lustigerweise fiel mir durch diese Episode auf, dass ich gar nicht so genau wusste, was für Medikamente ich nun schon seit sechs Wochen täglich nahm. Man wird doch ein wenig zum Schaf, wenn einem der Körper von heute auf morgen wegholzt. Bei der nächsten Visite stellte ich dann zu meinem Erstaunen fest, dass von den zehn

Tabletten, die ich täglich nahm, zwei stimmungsaufhellende Psychopharmaka waren, der Rest Blutdrucksenker und Schmerzmittel. Ich war ein wenig verunsichert, ob ich denn von all diesen Mitteln so ohne weiteres wieder loskommen würde. Aber man versicherte mir ruhig und erhaben, dass ich mir da *überhaupt* keine Gedanken machen müsste, die Mittel würden rechtzeitig vor meiner Entlassung »ausgeschlichen«. Geist und Körper würden den »Entzug« praktisch gar nicht wahrnehmen. Na dann ... Wir kommen ein wenig später dazu, wie es schließlich wirklich war.

22. Die Hölle sind immer die anderen

Gut, Schwester Anna war ein spezieller Fall, aber natürlich sind die Patienten auch nicht immer einfach. Einmal stand ich in einer Rollstuhlschlange hinter zwei Senioren. Alter zwischen siebzig und hundertzwölf, und wartete auf irgendeine Therapie, als eine recht korpulente Schwester vorbeiging. Opi eins zu Opi zwei: »Seit wann stellen die denn hier auch Kühe ein?« Das sagte er so laut, dass es selbst Opi zwei peinlich zu sein schien und die Schwester es auch gehört hatte. Die wuchtige Dame musterte die beiden schlappen Scheintoten ruhig und antwortete »Seitdem wir hier auch Arschlöcher aufnehmen!« Ich schwöre bei Gott, obwohl komplett gelähmt, war ich kurz versucht, im Flickflack über den Flur zu wirbeln. Was für eine Antwort! Chapeau!! Doch die beiden Opis richteten ihre Aufmerksamkeit völlig unbeeindruckt auf zwei augenscheinlich arabische Patienten, die vorbeigeschoben wurden, und murmelten etwas von »Kameltreibern, die uns die besten Plätze wegnehmen!«

Das ist übrigens der Grund, warum ich einen derart heiligen Respekt vor dem Alter habe! Diese Weisheit, Sanftmut und Gelassenheit, die die meisten Damen und Herren ab sechzig ihr Eigen nennen, lässt mich mit Freuden meinem Lebensabend entgegenblicken. Im Kreise engstirniger Mitgrufties werde ich dann meine Tage damit verbringen, jedem das Leben zu erklären und völlig beratungsresistent ausdauernd über Themen sprechen von denen ich nicht das geringste Fünkchen Ahnung habe. Und niemand wird mir widersprechen! Denn das verbietet ja wohl der Respekt vor meiner Lebensleistung.

Einmal führte ich eine angeregte Unterhaltung über Fußball mit dem Großvater einer mehrjährigen Lebensbegleiterin. Der rüstige alte Herr behauptete standhaft, dass der Spieler Bruno Labbadia (geboren in Darmstadt, zwei Einsätze für die deutsche Nationalmannschaft), Brasilianer sei. Denken Sie, ich hätte widersprochen? Natürlich nicht! Wenn Opi sagt, die Erde ist eine Scheibe und das Saarland gehört zu Afghanistan, von mir aus. Wenn ich eins gelernt habe, dann, dass man sich mit Menschen ab einem gewissen Lebensalter nicht mehr sachlich auseinandersetzen kann. Sie hören sowieso nicht zu, sind taub wie ein Stockfisch oder können das Gehörte in ihren Oberschlundganglien überhaupt nicht mehr verarbeiten. Entsprechend betrachtete ich die beiden rassistischen Greise mit einem freundlichen Lächeln und vermied so die Frage, welche ihnen wahrscheinlich bei jedem männlichen Wesen zwischen fünfzehn und fünfundvierzig durch den Kopf schoss: »Hat er überhaupt gedient?« Hat er nämlich nicht!

23. Ich erhebe mich (nicht nur) gegen Schwester Anna

Aber zurück zu Schwester Anna. Denn, believe it or not, sie war auch für einen absoluten Meilenstein meines Heilungsprozesses verantwortlich. Und das kam so: Inzwischen war der feine Hebe- und Senkeinlauf, gepaart mit einem äußerst effizienten Abführmittel, Geschichte, und mein Körper erfüllte auch diese Funktion wieder selbstständig. Aber natürlich ist es mit gelähmten Beinchen nicht ratsam, alleine zur Toilette zu wackeln. Abgesehen davon, dass es mir strengstens untersagt war. Also musste meine gesichtsbezopfte Wohltäterin her, und nach nur drölfzig Mal klingeln und gefühlten Sommerferien Warten war sie auch schon da!

»Was ist denn?«

»Ich müsste mal aufs Klo!«, flötete ich strahlend und dachte mir dabei: »Damit ich dich dort qualvoll ertränken kann, du hässlicher Waldschrat!« Nun war das Procedere mittlerweile so, dass ich mich allein im Bett aufsetzen und die Beine über den Bettrand schleudern konnte. Da saß ich also und wartete, bis das Bett so weit heruntergefahren worden war, dass meine Füße auf dem Boden standen. Ach ja, vorher hatte man meinen Rollstuhl ans Bett geschoben und bitte, bitte, bitte die Feststellbremse aktiviert. Nun stützte ich mich auf die besagte Schwester Anna, der ich ja jetzt gerne einen kernigen Übelgeruch andichten würde, aber auch in dieser Hinsicht war sie unmotiviert neutral. Ich sendete alle Kraft und frommen Wünsche in meine gelähmten Haxen und schaffte es so halb aktiv, halb geschoben durch meine hochgeschätzte Anna in den Rollstuhl. In die Nasszelle rollerte ich alleine, der Pott wurde vom Klodeckel befreit (Sie werden lachen, aber daran dachte auch nicht jeder! Und wenn ein siebzig Kilo schweres gelähmtes Bürschchen erst mal sitzt, dann sitzt es!

In solchen Momenten blieb nur die Hoffnung, dass mich nicht die galoppierende Flitzekacke ereilte. Denn wer will schon seinen Pfleger weinen sehen!) und ich mit vereinten Kräften vom Rollstuhl auf die Klobrille gewuchtet. Sie können sich übrigens gar nicht vorstellen, was das für ein Gefühl war, als ich das erste Mal wieder diese alltägliche Tätigkeit in angemessener Abgeschiedenheit und völlig allein verrichten durfte. In meinen Bettpfannenzeiten war es durchaus mal vorgekommen, dass eine vielköpfige Besucherfamilie den Raum gestürmt hatte oder überraschend sieben Mann hoch die Ärzteschaft zur Visite anrückte. Da saß man dann da und machte gute Miene zum üblen Geruch. Schwester Anna murmelte etwas von »Klingelnsewennsefertigsind« und entschwand grußlos.

Ich genoss meine wiedererlangten Stuhlgangfähigkeiten und verweilte auf meinem Porzellan-Thron viel länger als notwendig. Als die Klobrille schon begann, ein Bestandteil meines Körpers zu werden, zog ich an der Leine, die in Sekunden meine Lieblingsschwester herbeizaubern würde. Na ja, oder sagen wir in ein paar Minuten, also so fünfzehn bis zwanzig. Nach einer halben Stunde wilden Gezerres an der Notfallleine kochte ich vor Wut. Anna hatte mich einfach vergessen! Und unter ihren Kollegen galt offenbar die Devise eines jeden schlechten Tennis-Doppels: »Nimm du ihn, ich hab ihn sicher!« Da saß ich nun. Vergeudete mal wieder unnötige Lebenszeit mit Warten auf meine Henkersmagd Anna und sackte, dank meiner immer noch bestehenden Teillähmung, Richtung Abfluss. Mir war unzählige Male eingeschärft worden, mich niemals und »Herr Brendel, ich betone: NIEMALS« alleine in den Rollstuhl zu transferieren. Größere Bewegungsambitionen musste ich immer unter Aufsicht des Pflegepersonals durchführen, sonst drohte direkte Überweisung in das Fegefeuer, in dem bereits Legionen von unvernünftigen Patienten loderten, die in maßloser Überschätzung gedacht hatten, sie müssten den Helden spielen.

So sprachen nun Engelchen und Teufelchen zu mir, während ich noch immer wütend an der Leine zerrte. Engelchen: »Sei nicht töricht! Du darfst nicht alleine aufstehen! Es ist verboten! Und wenn irgendetwas schief geht, verlängerst du deinen Reha-Aufenthalt um Wochen!« Teufelchen: »Scheiß die Wand an! Dieses verfluchte Schwestern-Monster lässt dich hier mit voller Absicht verrotten! Du denkst doch schon lange, dass du dieses armselige Geschöpf nicht mehr nötig hast! Steh auf, du feiger Wurm!«

Auch wenn mich seine unflätige Ausdrucksweise abstieß, war ich doch geneigt, Teufelchen zuzustimmen. Das war der Moment! Wenn ich es jetzt schaffen würde, mich einfach selbstständig vom Klo in den Rollstuhl zu bewegen, wäre mein altes Leben zumindest wieder in Sichtweite. Dann wäre ich kein Pflegefall mehr, sondern nur noch ein leicht gehandicapter Heilender, der kurzfristig einen Rollstuhl brauchte. Aber Engelchen flötete: »Schädelbasisbruch! Zerschmettertes Nasenbein!« und bremste mich quasi in der Bewegung. Teufelchen konterte: »Fuck off! Lass dir nicht an die Eiern packen, du Schwachkopf! Ihre Hände sind nicht groß genug! Was würde Oli Kahn jetzt tun, du Memme?«

Schon stand ich zitternd aufrecht im Raum. Mein ganzer Körper wackelte wie Götterspeise, aber ich stand. Ich hielt mich krampfhaft an dem Griff fest, der für Behinderte wie mich in die Wand geschraubt war. Der Schweiß drang mir aus allen Poren, aber noch war die größte Herausforderung nicht gemeistert. Ich musste mich im Stehen umdrehen und dann rückwärts in den Rollstuhl sinken lassen. Oh, mein Gott.

Warum hatte mich dieses verfluchte Biest einfach vergessen? Warum hatte ich nicht einfach doch noch ein bisschen gewartet? Aber jetzt war ich schon halb umgedreht und stand seitlich zum Rollstuhl. Millimeter für Millimeter drehte ich mich weiter. Irgendwann musste ich die Hand wechseln mit der ich den Behinderten-Griff festhielt, und da passierte es. Ich verlor das Gleichgewicht, keinerlei Gehirn-Botschaft erreichte rechtzeitig irgendeine Gliedmaße, und ich fiel … in den Rollstuhl! Gott sei Dank hatte mein zuständiges Amöbengehirn wenigstens die Feststellbremse am Rollstuhl fixiert, sonst hätte meine kleine Mutprobe womöglich in einer großen Blutlache geendet.

Krumm und schief lag ich mehr auf meinem Rollstuhl, als dass ich saß. Aber da ich in den Armem mehr Kraft hatte als in den Beinen konnte ich mich endgültig in den Rollstuhl zerren, meine Beine ordnen und mir irgendwann stolz eingestehen: Ich hatte es geschafft! Ich konnte mich wieder von einem Ort A zu einem Ort B bewegen. Zwar nur unter Lebensgefahr und wenn beide Orte sich in einer Telefonzelle befanden. Aber es war ein Anfang! Der Aufbruch zu meinem neuen alten Leben. Vor lauter Euphorie beförderte ich mich nach einer ausgedehnten Erholungspause auch noch alleine ins Bett, was schon wieder ein bisschen besser klappte. Zumindest hatte ich das Gefühl. Als nun der glücklichste Patient der Neurologischen Rehaklinik Bad Aibling in seinem Bettchen vor Endorphinen schwebte, kam mein schwesterngewordener Sargnagel zur Tür herein. »Brauchen Sie irgendwas? Wir haben gleich Schichtwechsel.« »Nein, Schwester Anna. Alles fein, vielen Dank.«

24. Die Erkenntnis

Viereinhalb Wochen war ich nun schon in Bad Aibling. Und motiviert durch meine Wut auf die Monster-Schwester Anna, explodierte mein Heilungsprozess förmlich. Nicht nur, dass ich mich immer sicherer selbstständig vom Bett in den Rollstuhl und zurück beförderte. Ich begann auch damit, immer wieder aus meinem fahrbaren Untersatz aufzustehen und mich hinzustellen. Natürlich immer so, dass ich nicht umfallen konnte, also zum Beispiel dicht am Bett oder einem anderen Möbel, an dem ich mich festhielt. Anfangs stand ich nur kurz und wacklig, später immer länger und sicherer. Allen Ärzten, Pflegern, Schwestern und Mitpatienten blieb angesichts meiner Fortschritte schier der Mund offen stehen. Einzig und allein Anna zeigte niemals auch nur die geringste Reaktion. Wenn ich mich gegenüber anderen über diese eigentümliche Tochter Luzifers lustig machte, erntete ich immer nur ängstliches Schweigen oder ausweichende vorsichtige Antworten.

Und irgendwann überfiel mich endlich gleißend hell die Erleuchtung: Diese Schwester Anna war gottgleich. All ihr Muffeln und ignorantes Streben verfolgten einzig und allein einen weisen Plan. Indem sie ihre Patienten durch vorgetäuschte Faulheit, Übellaunigkeit und Ignoranz bis aufs Blut reizte, wollte sie einfach nur selbstlos deren Heilungsprozess befördern! Dahinter verbarg sich sicherlich ein liebreizendes, fröhliches und damenbartloses Wesen, dessen goldenes Herz sie jeden Tag aufs Neue verschleiern musste, nur um uns Lahme und Verzagte zu Höchstleistungen anzuspornen. Hat es je einen gütigeren Menschen gegeben? Brachte jemals ein menschliches Wesen ein größeres Opfer?

Warum sollte Gott nur seinen Sohn auf die Erde schicken? Anna war Gottes Tochter! Dem Jesus seine Schwester, und der Damenbart war nur angeklebt! Plötzlich sah ich sie mit völlig anderen Augen. Und gerade als ich mich ihr offenbaren und ihr sagen wollte, dass ihr heiliges Geheimnis bei mir gut aufgehoben sei, ging sie in Urlaub, und ich habe sie nie wieder gesehen. So konnte ich meiner Wohltäterin niemals Dank sagen. Dank dafür, dass sie mich durch ihre sträfliche Nachlässigkeit und mangelnde Fürsorge zum Äußersten gepusht hatte! Danke, Anna! Ich weiß, du hast es nur gut gemeint.

25. Robin Hood der Reha

Durch meine wiedererlangten Fähigkeiten hatte ich mich für eine neue Therapie qualifiziert. Und so stand eines Tages die Anwendung »Bogenschießen« auf meinem Therapiezettel. Ich war mir nicht ganz sicher, ob man damit das Gleiche meinte wie ich. Weiß der Henker, was die sich für Namen für möglicherweise schmerzhafte Anwendungen ausdenken, um die Patienten nicht vorab zu beunruhigen. Aber als ich gespannt in den Therapieraum rollte, konnte ich mit Erleichterung feststellen: Wir meinten das gleiche »Bogenschießen«. Unser Robin- Hood-Team bestand aus einem jungen, völlig bewegungsunauffälligen Fußgänger, einem freundlichen, aber schweigsamen älteren Herren, auch zu Fuß unterwegs, und - Tusch! - mir. Natürlich eine Etage tiefer, denn ich war ja der kleine Gelähmte mit dem integrierten Stuhl.

Als ich noch grübelte, warum wohl der junge Mann hier in einer neurologischen Rehaklinik gelandet war, machte er den Mund auf und sagte etwas zu mir. Beziehungsweise versuchte etwas zu sagen. Na ja, es blieb beim Versuch. Der arme Kerl konnte trotz größter Anstrengung überhaupt nicht sprechen. Er stieß nur heisere Grunzlaute aus, deren Sinn man selbst beim besten Willen nicht deuten konnte. Ich lächelte verlegen, fuchtelte dämlich mit dem Bogen rum und hoffte, dass ihm das als Antwort reichen würde. Leider nein. Er wiederholte seine Grunzansprache und guckte dabei ein wenig irritiert. Aber da er seine Rede auch nicht gestisch unterstützte, verstand ich genauso wenig wie bei seinem ersten Versuch. Somit starrten wir uns Ewigkeiten verwirrt an.

Irgendwann rettete mich der Pfleger, der ihn sanft in Position schob und uns erklärte, was jetzt zu tun sei. Ich im Rollstuhl gegen zwei Fußgänger. Na, super! Und das bei meinen kompetitiven Genen. Es ist nicht so, dass ich ein schlechter Verlierer bin, das hat sich mit den Jahren gegeben. Nein, mittlerweile bin ich ein sehr schlechter Verlierer. Ich spannte also mit allerhöchster Konzentration meinen Bogen, guckte dahin, wo der Pfleger es mir gesagt hatte, so ähnlich wie Kimme und Korn beim Gewehr, nur anders. Und ließ meinen Pfeil fliegen. Tja, was soll ich sagen? Ich versägte an diesem Tag meine beiden leichtfüßigen neuen Freunde nach Belieben! Fast jeder Schuss ein Volltreffer. Am Ende ging es darum, einen auf der Zielscheibe befestigten Luftballon zu treffen. Als ich den mühelos mit dem ersten Pfeil erledigte, kam von der Seite ein entnervtes heiseres Grunzen. Scheinbar hatte ich meinem jungen Reha-Kumpel doch ein wenig die Laune verdorben.

Das ganze Geheimnis war … der Rollstuhl! Dadurch, dass ich saß, konnte ich den Bogen auf dem Boden abstellen, war im Oberkörper stabiler als meine stehenden Gegner und schoss deswegen mit der Präzision eines Uhrwerkes. Eine Woche später fuhr ich wieder hoffnungsfroh mit meinem Rollstuhl zum Bogenschießen. Aber inzwischen hatte ich erneut enorme Fortschritte gemacht, die sich scheinbar herumgesprochen hatten, also nötigte mich der Pfleger dazu, im Stehen zu schießen. Das führte dazu, dass am Ende ich entnervt grunzte. Ich glaube, ich habe während der Stunde Bogenschießen alles im Raum getroffen, was sich nicht rechtzeitig in Sicherheit bringen konnte. Nur die Zielscheibe nicht, nicht einmal, nie. Also, mein Tipp: Bogenschießen nur im Sitzen!

26. Mit dem Rollator zum Schwimmen

Wie es dazu kam, das ich beim zweiten Bogenschießen stehen musste? Ja, Schwester Annas Wunder nahm seine Fortsetzung! Inzwischen stellte ich mich auch schon mal ohne Festhalten einfach so hin. Zwar immer mit dem Rollstuhl hinter mir, aber ohne Gegenstand vor mir als Schutz vor dem Umfallen oder als Stütze. Jetzt explodierte meine Heilung förmlich. Und das nach gerade einmal fünf Wochen Reha! Sechs Monate, hatten mir die Ärzte prophezeit! Minimum! Drei Monate hatte ich mir gegeben. Und jetzt konnte ich stehen! Nach fünf Wochen! Wie würde das weitergehen?

Ganz einfach: mit dem Rollator! Sobald man meiner Stehfähigkeiten gewahr wurde, schob man mir exakt das gleiche Teil in den Raum, das ich vor fünf Wochen voller angstvoller Verzweiflung mit schwindenden Kräften über die Gänge des Großhaderner Klinikums geschoben hatte.

Wie sich doch die Vorzeichen ändern. Jetzt bedeutete dieses Eisengestell auf Rädern die pure Hoffnung, fünf Wochen vorher war es mein Untergang gewesen. Sofort war der Rollstuhl Geschichte. Der Rollator und ich marschierten jetzt tagein, tagaus über die Gänge. Erst immer in Begleitung, aber sehr bald schon alleine.

Manchmal stand ich nachts noch einmal auf und rollatorte über die stillen und verlassenen Klinikflure. Hier und da rannte eine Schwester übers Linoleum, und immer wieder ging irgendwo ein Alarm los. Sonst war alles ganz ruhig. Glück ist ja immer nur ein Moment. Niemals ein Dauerzustand. Aber während dieser nächtlichen Touren überwältigte mich das Glück manchmal förmlich. Ich konnte wieder gehen! Auf meinen eigenen Füßen! Alles würde wieder gut werden! Irgendwann wird immer wieder alles gut!

Wurde es nicht! Am nächsten Tag hatte ich das erste Mal Schwimmtherapie. Schwimmen ist zwar nicht meine Sahnedisziplin, aber als Triathlet pflügte ich jedes Jahr mindestens meine hundert Kilometer durch das blockierende Nass und hatte inzwischen mehr als nur meinen Frieden mit der Disziplin gemacht, die den Auftakt eines jeden Triathlon- Tages bildet. Außerdem konnte ich mich noch gut erinnern, wie es sich angefühlt hatte, als ich elfjährig nach einem Oberschenkelhalsbruch und einer Hüfte, die mir aus dem Becken gesprengt worden war, zum ersten Mal wieder zum Schwimmen durfte. Befreit von der Last des eigenen Körpergewichts hatte ich damals endlich wieder schmerzfrei laufen und mich bewegen können. Ein herrliches Erlebnis, das sich mir tief in den Kopf eingebrannt hatte. Und exakt ein solches motivierendes Happening erwartete ich mir auch diesmal. Abgesehen davon, dass ich mich inzwischen für einen ganz passablen Schwimmer hielt. Auch wenn Sie gleich einen Trainer kennenlernen werden, der immer zu mir sagte: »Du bist zwar im Wasser, aber du schwimmst nicht!«

Ist Ihnen schon mal aufgefallen, dass man nirgendwo so viele seltsame Menschen trifft wie in einem Schwimmbad? Vielleicht liegt es ja auch daran, dass ich meine Rad- und Laufeinheiten fast ausschließlich alleine absolviere und nur beim Schwimmen direkter zwischenmenschlicher Nähe ausgesetzt bin. Aber warum stellt sich jemand splitternackt vor einen Ganzkörperspiegel und föhnt sich in aller Seelenruhe? In einer gemischten Umkleide! Warum zieht ein Typ sich oben rum komplett an, mit Hemd, Krawatte und Weste, bevor er sich seine Unterhose anzieht? Und warum schwimmen im Münchner Dantebad so wahnsinnig viele Frauen jenseits eines schätzbaren Alters oben ohne? Nach dem Motto: Ist der Busen ruiniert, hat die Welle freies Spiel, oder was? Schwimmen: ein Sport für Menschen mit speziellen Gehirnwindungen. Vielleicht ist das Chlor schuld daran. Aber ich schweife ab.

Also: Schwimmtherapie mit meiner fröhlichen Physiotherapeutin Babsi und einer weiteren jungen Dame. »Zur Sicherheit.« Schon angesichts dieser Verstärkung hätte ich nervös werden müssen. Es würde ja wohl für einen Ironman kein so großes Problem sein, ein wenig im Reha- Planschbecken herumzuschwimmen! Laufen konnte ich ja schließlich auch schon wieder. Zwar nur mit Rollator, aber immerhin. Mit einem Lift - einer Art Gummistuhl an Seilen - wurde ich ins Becken gehievt. Dort wartete bereits Babsi, während ihre Kollegin den Lift bediente. Als diese dann auch zu uns gestoßen war, ging es los. Zumindest sollte es losgehen. Noch lag ich bäuchlings auf dem Wasser, gehalten von zwei jungen Therapeutinnen. »So, Herr Brendel. Wir lassen Sie jetzt los, und Sie versuchen einfach mal, was schon geht. Aber keine Sorge, wir sind immer ganz nah bei Ihnen!«

Irgendwie war das eine entwürdigende Situation. Zwei junge Dinger im Badeanzug und ich in einer viel zu großen Badehose. Die Ganzkörperlähmung hatte mich doch einige Kilos gekostet. Um die Damen zumindest ein wenig zu beeindrucken, nahm ich mir vor, erst mal in perfekter Kraultechnik ein paar Runden im Becken zu drehen um dann im Sprint auf sie zuzudonnern und sie quiekend auseinanderstieben zu lassen. Mit diesem Vorsatz im Kopf spürte ich, wie sie mich losließen und den Wellen übergaben. Und ich sank sofort wie ein Stein Richtung Beckenboden und schluckte vor Schreck drei Maß Reha-Beckenwasser. Meine beiden Wasserelfen zogen mich mit vereinten Kräften wieder an die Wasseroberfläche, wiegten mich in ihren Armen und ließen mich schnaufenden und prustenden Unglücksraben erst mal wieder zur Ruhe kommen.

»Warum kann ich denn nicht mehr schwimmen?«

»Das ist völlig normal, Herr Brendel. Die nötige Muskulatur ist noch nicht wieder da, und die Nerven müssen erst wieder lernen, die Schwimmbewegung zu koordinieren.«

Ich war erschüttert. Irgendwo tief in mir drin war der Gedanke herumgeschlichen, 2007 vielleicht doch noch einen Ironman zu machen. Und dann so ein Schwimm-Debakel!

Ich wurde noch ein wenig durchs Wasser gezogen, aber ich war nicht recht bei der Sache. Zum einen belastete mich meine Schwimmunfähigkeit, und zum anderen hatte ich ständig Angst meine schlackernde Badehose zu verlieren. Um mein Schwimmdebakel zu kompensieren, drehte ich in dieser Nacht ein paar Extrarunden mit meinem Rollator. Denn das ging von Tag zu Tag besser! Ha!

Was man wirklich anerkennen muss: Die Therapeuten hielten absolut Schritt mit meiner Turbo-Genesung. Nachdem mich vor ein paar Wochen eine Bande besorgter Ärzte noch zu bremsen versucht hatte, war man jetzt gemeinsam mit mir Feuer und Flamme. Rund um die Uhr wurde ich beobachtet, und täglich dachten sich meine Ergo-, Physio- und Sonst- was-Therapeuten neue Herausforderungen für mich aus. Ich bekam ein Röhrchen, in das ich pusten musste, um meine Lungenmuskeln zu trainieren, durfte einmal einen riesigen Gymnastikball durch die gesamte Rehaklinik kicken, musste Steckspiele machen, um meine Fingerfertigkeit zu üben und, und, und …

27. Virtuosen an der Platte

So stand eines Tages »Treppe« auf meinem Therapieplan! Eine Stunde »Treppe« mit Therapeutin Hau-mich-blau (sie hieß natürlich anders, aber ich hab ihren Namen vergessen. Ich weiß nur noch, dass sie recht hübsch war.) »Treppe!?« Na, ich war gespannt. Aber es war dann doch recht profan. An der Hand meiner Model-Therapeutin durfte ich Treppen steigen. Was insofern dann doch recht spannend war, weil auf einer Treppe es ja selbst den Gesunden hin und wieder mal ordentlich aufs Maul haut. Deswegen schaut man sich als Teilgelähmter jede Stufe erst mal ganz genau an. Seltsamerweise war es treppauf zwar recht anstrengend, aber halb so wild, während es treppab schlichtweg mörderisch war. Anfangs stand ich oben auf meiner Treppe und hatte keinerlei Ahnung, wie ich wieder runterkommen sollte. Und wir sprechen hier nicht vom Eiffelturm, sondern von zehn schlichten Stufen.

Ich war mir eigentlich sicher gewesen, dass es sehr viel einfacher war, eine Treppe runter- statt raufzugehen. Aber genau das Gegenteil ist der Fall. Die Treppab-Bewegung ist eine weitaus anstrengendere und schwierigere. Das ist aber immer so, und es gibt dafür auch genaue Fachbegriffe, wie exzentrische und konzentrische Bewegung, aber wen interessieren die schon, wenn man zitternd auf einer Treppe steht und nicht mehr runterkommt? Bei meinen ersten Versuchen wurde ich mehr oder weniger von meiner zierlichen Therapeutin runtergetragen. Ich war ja Kummer gewöhnt, aber lieber wäre mir gewesen, die Therapeutin, welche mich wie ein Kleinkind die Treppe runterführte, wäre ein hässlicher Krapfen gewesen. Wo war Anna, wenn man sie brauchte? Doch auch das Treppensteigen bekam ich in den Griff! Bald durfte ich alleine üben, was ich auch tat. So oft wie nur irgend möglich. Die Bezwingung der Treppe führte dazu, dass man in Bad Aibling über meine Entlassung nachdachte! Man nahm mir meinen Rollator weg, ermunterte mich, ab jetzt alles alleine und zu Fuß zurückzulegen, und betrachtete mich ab jetzt mit einem merkwürdigen Blick.

Am 16. April 2007 war ich eingeliefert worden. Damals konnte ich nichts, außer unkoordiniert mit meinem linken Arm wedeln. Ich musste gefüttert, gewaschen und gewendet werden. Ich war ganz weit unten. Und jetzt, gerade mal dreißig Tage später, war ich ein freier Mann. Ich hatte mir mein Leben zurückerobert! Mein Gang war zwar noch völlig anders, irgendwie konnte ich meine Füße nicht richtig heben, deswegen schlurfte ich relativ langsam vor mich hin. Aber ich ging sicher und ohne dass meine Beine zitterten.

Ab jetzt entwickelte sich mein Aufenthalt eindeutig weg vom Thema Reha und hin zum Vergnügen. Ich machte Spaziergänge, surfte im Internet, schaute fern und las viel. Drei Mal am Tag spazierte ich in den Speisesaal, nahm meine Mahlzeiten ein wie im Club Robinson und freute mich des Lebens. Einmal durfte ich mit Therapeutin Babsi sogar Rad fahren, zwar keine hundertachtzig Ironman-Kilometer, sondern eher eine Viertelstunde, aber danach war ich ähnlich geschafft. Und schließlich kam der große Moment, als auf meinem Therapieplan die Anwendung »Tischtennis« stand. Vor Wochen war ich mit meinem Rollstuhl an einem Raum vorbeigedüst, aus dem Ping-Pong-Geräusche erklangen und hatte mir gedacht: »Einmal Tischtennis spielen! Dann habe ich es geschafft!« Tja, und jetzt war es so weit! Nur hatte ich leider zwei Dinge nicht bedacht: Erstens hatte ich völlig verdrängt, dass ich richtig schlecht in dieser Disziplin bin. Und zweitens hieß die Tatsache, dass ich jetzt wieder gehen konnte, noch lange nicht, dass dies auch für meinen Gegner gelten musste. So standen wir uns also gegenüber. Beziehungsweise ich stand und er saß. Mein Antagonist bei diesem historischen Tischtennisspiel war ein etwa fünfundzwanzigjähriger Araber im Rollstuhl mit einem Taliban-Vollbart, der seinen gesamten Oberkörper bedeckte. Das Match, das sich nun entwickelte, hätte man eigentlich filmen müssen. Es wäre ein Highlight auf YouTube geworden. Ich schlug auf, er fuchtelte mit dem Schläger, verfehlte den Ball aber um knapp zwei Meter und sagte etwas Entschuldigendes auf Arabisch. Sein Begleiter sprang dem Ball hinterher und brachte ihn unterwürfig seinem rollenden Gebieter. Nun schlug er auf, ich Grobmotoriker brachte vor lauter Bemühen, ihm den Ball möglichst adäquat zuzuspielen, einen jämmerlichen Schlag zustande, der meterweit ins Aus gegangen wäre, hätte er sich nicht im Bart meines Gegners verfangen. Auf ein kehliges Kommando hin stürzte der Begleiter heran, wurstelte den Ball aus dem Barthaar, und das »Spiel« konnte weitergehen. Ich kann mich an keinen einzigen nennenswerten Ballwechsel erinnern und so was kann auf die Dauer von einer Stunde ein wenig mühsam werden. Gerade als ich mit einem hysterischen Lachen »Rundlauf« vorschlagen wollte, strich der Gesichtszottel die Segel und rollte aus dem Raum. Mangels anderer Spielpartner tat ich es ihm gleich, nachdem ich kurz mit dem Gedanken gespielt hatte, alleine Aufschlag zu üben, denn das hätte perfekt zu dieser völlig absurden Therapiestunde gepasst.

28. Ich und die Anderen

Da ich langsam zu einer kleinen Berühmtheit in Bad Aibling wurde und beim Spaziergang über meine alte Station spontanen Applaus von den Pflegern und Schwestern bekam, die mich zu Beginn meines Reha- Aufenthaltes betreut hatten, kam man eines Tages mit einer Bitte auf mich zu: „Herr Brendel, Sie sind so ein gutes Beispiel dafür, dass man das Guillain-Barré-Syndrom sehr gut überwinden kann. Wir haben oben auf der Intensivstation jemanden mit Ihrer Krankheit, könnten Sie den nicht mal besuchen und ein wenig aufmuntern?"

Ich wackelte also hoch auf die Intensivstation zu einem etwa fünfundzwanzigjährigen komplett Gelähmten, dessen Zimmer gepflastert war mit Katzen-Fotos. Und zwar nicht von einer (seiner?) Katze, sondern von ganz vielen verschiedenen, teilweise aus Zeitungen ausgeschnitten.

Nun ja, ein Katzenfreund, dachte ich mir. Kaum hatte ich mich vorgestellt, hob ich an mit einer Motivationsrede, die sich gewaschen hatte. Aber eigentlich hatte sie nur den Hauptinhalt: „Schauen Sie mich mal an!"

Er ließ das alles relativ schweigsam über sich ergehen. Aber was sollte er auch machen? Weglaufen ging ja schlecht. Als ich irgendwann Luft schöpfte, meinte er: „Entschuldigen Sie, dass ich Sie unterbreche, aber ich befürchte, bei mir wird das nicht so funktionieren." Das kam mir gerade recht. Ich sprudelte wieder los: „Hab ich auch gedacht … wurde immer besser … glauben Sie an sich … Sie sehen es doch an mir!“ Er blickte mich gequält an: „Aber ich liege doch schon seit vier Monaten hier! Drei davon im Koma! Die Ärzte hatten schon keine Hoffnung mehr, weil die Lähmung einfach nicht stoppen wollte und ich kurz vor der Herzstarre stand. Man hat mich erst vor einer Woche aus dem Koma geholt. Glauben Sie wirklich, dass ich bald wieder laufen kann?“ Mit aller Kraft wendete er seinen Kopf ein kleines bisschen und starrte seine Katzen an.

Ich brauchte einen Moment, bis ich merkte, dass unser Gespräch zu Ende war, und ging kleinlaut aus seinem Zimmer. Meine Güte, das hätte mir ja auch mal jemand sagen können, wie es wirklich um diesen Mann bestellt war. Ich dachte, sein Fall läge wie meiner. Von vier Monaten Intensivstation hatte mir keiner was gesagt. Nein, ich glaubte nicht, dass er bald wieder laufen könnte. Allein die Muskulatur nach so vielen Liegetagen wieder aufzubauen würde eine Weile dauern.

Puh, ich hatte immer gut daran getan, alles Negative in meinem Leben weitestgehend zu verdrängen. So auch bei dieser Krankheit. Aber zu sehen, wie schlimm es hätte werden können, brachte mich doch ein wenig aus dem Gleichgewicht.

Auch zu den anderen GBS-Patienten hatte ich ein zwiespältiges Verhältnis. Auf der einen Seite war man verbunden durch das gemeinsame Schicksal, auf der anderen Seite löste mein extrem schneller Heilungsprozess zum Teil echte Verzweiflung bei meinen Leidensgenossen aus. Insgesamt waren wir acht GBS-Patienten in Bad Aibling. Ich stieß als Letzter zu dieser Gruppe und hatte den besten Kontakt zu einem einundzwanzigjährigen Mädchen, das die Krankheit in Frankreich bekommen hatte, wo sie ein Austauschjahr absolvierte. Die Schwestern hatten mir von ihr erzählt und gemeint, ich sollte mich unbedingt mal mit ihr unterhalten. „Die ist genauso positiv wie Sie und macht auch tolle Fortschritte.“

Und so war es auch. Als wir uns das erste Mal trafen, war ich ganz verzaubert von ihrer Lebensfreude und ihrem Optimismus. Sie war seit zwei Monaten in Bad Aibling, konnte den Oberkörper ganz gut bewegen, nur die Beine spielten noch gar nicht mit. Was aber der normale Verlauf ist. Wie schon oft gesagt: aufsteigende Lähmung, absteigende Heilung. Sie hieß Rosie, hatte wunderschönes, ganz langes Haar und eine Brille. Anfangs war es toll, sich mit Rosie zu unterhalten. Wir waren beide eine große Ausnahme in Bad Aibling. Denn die meisten Patienten hier litten sehr unter ihren Krankheiten, sie gingen voll in ihren jeweiligen Gebrechen auf und lebten quasi nur für die Krankheit. Wir beide lebten nur für die Heilung. Wir begeisterten uns für die Fortschritte des anderen, erzählten uns von unseren Therapien und gaben uns Tipps, wie man sich das gelähmte Leben erleichtern konnte.

Ja, mit Rosie war alles gut, bis meine Fortschritte richtig sichtbar wurden. Als ich plötzlich gehen konnte und sie noch im Rollstuhl saß, fühlte sich allein die Frage „Und wie geht`s dir?" schon wie ein großes Fettnäpfchen an. Natürlich freute sich Rosie für mich, aber ich konnte gut verstehen, dass es schwer für sie war. Immer wenn sie meine Heilung lobte, versuchte ich das runterzuspielen. Ähnlich wie die Frau, die auf das Kompliment „Toller Pullover!" antwortet mit „Ja, ähm … leider nicht selbst gestrickt." Aber was sollte ich auch groß sagen? Alles klang hohl und blöd.

Einmal kam ich in den Speisesaal, wo Rosie mit ihrer Mutter saß. Rosies Mutter kam nur selten, da sie eine lange Anreise hatte, das heißt, sie hatte mich das letzte Mal im Rollstuhl gesehen. Sie war völlig verdattert und gratulierte mir überschwänglich. Da musste Rosie ganz entsetzlich weinen. Ab da habe ich versucht den Kontakt zu den anderen GBS- Patienten zu meiden. Eine schnelle Heilung ist niemals nur einer engagierten Eigenleistung zu verdanken. Man braucht auch Glück, beziehungsweise glückliche Umstände. Ich habe mich immer bemüht, meine Demut gegenüber diesem Glück zu vermitteln. Aber die große Freude strahlte natürlich doch durch und deprimierte meine Schicksalsgenossen zutiefst. Einerseits konnte ich das ganz gut verstehen, andererseits habe ich immer geradezu nach positiven und schnellen Heilungsverläufen gesucht, um daraus Hoffnung und Energie zu schöpfen. Aber motivierend wirkte ich offenbar gar nicht auf die anderen GBS-Patienten.

29. Digital und doch analog

Eines Tages stand »Digitale Untersuchung« auf meinem Therapieplan. Als es Zeit war und ich mich gerade auf den Weg machen wollte, wurde ich von der Schwester aufgehalten.

»Wir fahren Sie, Herr Brendel.«

»Was?«

»Sie müssen zu dieser Untersuchung liegend erscheinen!«

Etwas irritiert, nahm ich in meinem Bett Platz und wurde nach langer Zeit mal wieder durch die Gänge gerollt. Als ich samt Bett im Gang warten musste, kam ein frecher Zivi vorbei, den ich seit meinem ersten Tag in Bad Aibling kannte. Er hatte irgendwann zu mir gesagt: »Sie sind ja wirklich ein netter Mensch, aber dass sie die BILD-Zeitung lesen enttäuscht mich, Herr Brendel!« Dieser Naseweis! Erstens las ich die BILD, weil ich bei allen anderen Zeitungen die Seiten nicht umblättern konnte, und zweitens war mir in meinen ersten Reha-Tagen nun wahrlich nicht der Sinn nach hochtrabender, ausschweifender Lektüre gestanden. Auf jeden Fall meinte dieser Zivi zu mir: »Na, Herr Brendel, warten Sie auf Ihre digitale Untersuchung?« Und ging grinsend von dannen.

Als ich noch darüber nachgrübelte, was das zu bedeuten hätte, wurde ich bereits in den Untersuchungsraum geschoben. Dort erwartete mich ein geschäftiger Arzt, der mir grußlos im Stakkato Anweisungen erteilte, während er sich nebenbei mit seiner Assistentin unterhielt. Zu mir:

»Ziehen Sie bitte Ihre Hose aus« Zur Assistentin: »Keine Wellen auf Lanzarote, wochenlang nichts!« Zu mir: »So, jetzt drehen Sie sich mal auf die Seite.« Zur Assistentin: »Ich sag dir, Miriam ist ausgerastet mit den Kindern.« Und nun passierte eine absolute Ungeheuerlichkeit! Dieser verhinderte Surfer, dieser Klappspaten von einem Mediziner, steckte mir ohne jede Vorwarnung dermaßen seinen Finger in den Arsch, dass mir Hören und Sehen verging. Ich war so perplex, dass ich nicht einmal protestieren konnte. Man muss sich das mal vorstellen! Seit Wochen hörte ich mindestens zehnmal am Tag: »So, jetzt tut`s gleich ein bisschen weh!« oder »Achtung, jetzt wird's ein wenig kalt!« oder sonstige Vorwarnungen. Und dieser Metzger hielt es nicht einmal für nötig, sich vorzustellen! Wenigstens beendete er jetzt das Parallelgespräch mit seiner Assistentin und gab ihr stattdessen durch, was er in meinen Allerwertesten so fand.

Jetzt wurde mir auch klar, warum der Zivi so gegrinst hatte! Sollten Sie jemals zu einer »digitalen Untersuchung« geladen werden, vergessen Sie jeden Gedanken an die Moderne. Das ist die analogste Untersuchung, die man sich vorstellen kann! Aber ein ehemaliger Latein-Leistungskursler wie ich hätte es eigentlich wissen müssen. Digitus heißt der Finger auf Lateinisch. Und eben dieser Digitus wühlte sich gerade durch meine Darmlandschaft. Aber offenbar stellte ihn das, was er da vorfand, halbwegs zufrieden, und er ließ mich ohne Beanstandung gehen bzw. fahren. Auf dem Rückweg wurde mir auch klar, warum ich im Bett zu dieser Untersuchung gefahren worden war. Und ganz ehrlich, nach der Untersuchung war ich froh darüber!

30. Nichts wie raus hier

Nach diesem Erlebnis war ich umso glücklicher, dass mir die Ärzte bei einer der nächsten Visiten eröffneten, nun wäre es an der Zeit, wieder in mein Leben zurückzukehren. Aufgabe einer Rehaklinik sei es, den Patienten wieder selbstständig lebensfähig zu machen, und dieses Ziel sei nun bei mir erreicht, ich könnte also entlassen werden.

Ich war etwas perplex, dass es jetzt doch so schnell gehen sollte, aber natürlich war ich überglücklich! Nur eine Frage stellte sich mir noch:

»Was ist denn mit meinen ganzen Medikamenten?«

Die Ärzte, die eigentlich schon wieder im Begriff waren zu gehen, schenkten mir doch noch einmal etwas ungehalten ihre Aufmerksamkeit:

»Wie meinen Sie das?«

»Na ja, ich nehme doch jeden Tag diese zehn Pillen! Soll ich die jetzt weiter nehmen oder reduzieren, oder wie …?«

Ich spürte eine leichte Unruhe im Ärzte-Corps. „Nein, Sie werden medikamentefrei sein, wenn Sie entlassen werden. Hier, Ihr Arzt Dr. Hau-mich-blau wird Ihnen das später im Detail erklären.

Was er dann auch tat. Meine Medikamentierung sollte bis zu meiner Entlassung am 24. Mai »ausgeschlichen« werden. Heute war der 22. Mai Ich schwöre bei Gott, diese gottgleichen Vollakademiker hatten einfach vergessen, meine Medikamente rechtzeitig abzusetzen. Sie können Gehirne transplantieren und Lahmen das Laufen beibringen. Aber manchmal können sie nicht bis drei zählen. Somit sah das

»Ausschleichen« meiner Medikamentierung, die ja fast ausschließlich aus Schmerzmitteln und Antidepressiva bestand, folgendermaßen aus: Am 22. Mai gab es noch die normale Dosis von zehn Tabletten, am 23. Mai nur noch deren fünf und am 24. Mai, dem Tag meiner Entlassung, gar keine mehr.

Ich bekam quasi sofort Entzugserscheinungen. Plötzlich kamen die Schmerzen wieder, und auch mental fiel ich in den ersten Tagen daheim in ein tiefes Loch.

Aber noch war ich nicht zu Hause. Vorher stand noch die Abschlussuntersuchung an. Vor neununddreißig Tagen war ich mit 43 Punkten eingeliefert worden, das schlechteste Ergebnis, das man überhaupt hätte erzielen können, wäre 44 Punkte gewesen. Jetzt war ich bei null! In weniger als sechs Wochen hatte ich alle Körperfunktionen wiedererlangt, obwohl mir die Ärzte eine Mindest-Reha von sechs Monaten prophezeit hatten. Kurz bevor meine Familie mich abholte, ging ich noch einmal über meine erste Station, auf der nur die schwersten Fälle betreut wurden. Ich sah einige ehemalige Zimmergenossen, die vor ein paar Wochen eher wie Leichen gewirkt hatten. Jetzt saßen sie bereits in Rollstühlen und wirkten wesentlich munterer. Man konnte sagen, was man wollte, aber in Bad Aibling wurde wirklich ein guter Job gemacht.

Ich bekam noch einmal respektvollen Applaus von einigen ehemaligen Pflegern und Schwestern, als sie mich locker über den Gang schlendern sahen. Sie konnten es nicht fassen. Und eigentlich ging es mir genauso. Erst gestern war ein alter Mann zu mir gekommen, den ich noch nie gesehen hatte, und hatte zu mir gesagt: »Wir haben dieselbe Krankheit!«

»Okay. Und wie geht's Ihnen damit?«

»Ich werde morgen entlassen!«

»Wirklich? Ich auch!« Der alte Mann lächelte. »Aber ich war ein ganzes Jahr hier, junger Mann!«

Tja, so hätte es auch bei mir laufen können. Natürlich hatte ich viele Faktoren, die meine Heilung begünstigten. Ich war in einem guten Alter und körperlich sehr fit, als das Guillain-Barré-Syndrom mich ereilte. Und natürlich hatte ich irgendwann begonnen, mich mit unbändigem Willen gegen die Krankheit zu stemmen. Aber am Ende des Tages braucht man einfach auch ein wenig Glück. Ein Sturz, eine Infektion – so viele Dinge können schiefläufen. Aber eben auch klappen! Halleluja! Ich fahr nach Hause!

Ich kann nicht sagen, dass ich Wehmut empfand, als die Klinik im Rückspiegel kleiner wurde. Obwohl ich der Neurologischen Rehaklinik in Bad Aibling mein neues altes Leben verdankte, blieb es trotzdem immer ein Ort, der mich ängstigte. So viele zerschmetterte Schicksale, so viel Leid, so viel Krankheit. Nix wie weg!

Als ich am 24. Mai mein Haus wiedersah, das ich vor vierundfünfzig Tagen mit seltsamen Symptomen verlassen hatte, musste ich doch ein bisschen weinen. Wobei das Weinen in den nächsten Tagen eher zum Dauerzustand wurde. Wahrscheinlich auch eine Auswirkung der abrupt abgesetzten Antidepressiva. Das normale Leben war doch um einiges schwerer, als ich gedacht hatte. Spätestens gegen Mittag war ich total erschöpft und musste mich hinlegen. Außerdem wusste ich nicht so recht, was ich machen sollte. In der Rehaklinik war mein Tag ausgefüllt gewesen mit Therapien und festen Essenszeiten. Daheim fiel mir ganz schnell die Decke auf den Kopf, und ich hatte keinerlei Plan oder Tipp bekommen, wie ich meine Genesung weiter vorantreiben könnte. Die Rehaklinik hatte mich ausgespuckt, und jetzt musste ich selber sehen, wie ich klar kam.

Also tat ich etwas, was bei mir noch nie gut funktioniert hat: Ich hörte auf andere. Meine Frau riet mir zu Massagen bei ihrem »Super-Masseur« und meine Mutter zu einem Besuch bei ihrem Neurologen. Also trottete ich zum Super-Masseur, der mir zur Massage noch Fangopackungen verpasste, und der Neurologe schickte mich zur Krankengymnastik, wo ich ebenfalls Fangopackungen bekam. Es gab Tage, da bekam ich innerhalb von Stunden zwei heiße Fangopackungen. Und das bei dreißig Grad im Schatten. Das konnte es irgendwie nicht sein. Mein altes Leben war anders gewesen, und das wollte ich wieder haben!

31. Comeback and going public

Also begann ich wieder nach meinem eigenen Kopf zu trainieren. Und wie trainiert ein Schwimmradläufer? Genau, er schwimmt, radelt und läuft. Erst absolvierte ich täglich Einheiten auf dem Ergometer. Steigerte mich hier schnell auf eine Stunde und fühlte mich dadurch Anfang Juni bereit für meine allererste Laufeinheit seit dem 31. März. Nach einem Kilometer musste ich umkehren. Und am nächsten Tag hatte ich sogar Muskelkater in den Armen! Aber wenn ich eins gelernt hatte in meinen Ausdauerjahren, dann Geduld. Man wird kein Ironman innerhalb von Wochen. Wenn man es richtig macht, dann dauert es Jahre. Und diese Zeit sollte man sich auch nehmen, denn es ist ja auch eine Zeit der Vorfreude. Warum sollte man sich die Freude nehmen oder unnötig verkürzen?

Bei mir waren es knapp sechs Jahre. Im Jahr 2000 habe ich begonnen, Ausdauer zu trainieren. Im Oktober lief ich dann quasi aus dem Stand meinen ersten Marathon (in 4 Stunden und 55 Minuten, der reinste Horror!). 2001 folgte dann der erste Kurztriathlon. Und so ging es weiter, Schritt für Schritt. Bis ich 2005 in Roth gestartet bin und meinen allerersten Triathlon über die Ironman-Distanz von 3,8 Kilometer Schwimmen, 180 Kilometer Radfahren und 42,2 Kilometer Laufen ins Ziel brachte: in 12 Stunden und 51 Minuten.

Ironman ist mehr als ein Sport; Ironman ist eine Lebenseinstellung, eine Haltung. Wenn man ins Ziel einläuft sagt der Sprecher: »Oliver Brendel, you are an ironman.« Also, natürlich sagt er nicht zu jedem Oliver Brendel. Aber dieser Satz verändert etwas. Egal wie schlecht es dir in deinem Leben noch gehen wird, auf diesen Satz kannst du dich immer wieder besinnen.

Acht Jahre lang hatte das Thema Ironman mich beflügelt, gestützt und getragen. Es war ein wichtiger Teil meines Lebens, es machte mich stolz, mutig und glücklich, und ich wollte dorthin zurück! Immer wenn ich in langwierigen Meetings mit branchentypischen mehr als selbstbewussten Alphatieren sitze, die den anderen permanent unterbrechen und nur ihre eigene Meinung gelten lassen, denke ich bei mir: Du Großmaul! An einem Ironman würdest du zerbrechen! Ich nicht!

Deswegen wollte ich so schnell wie möglich wieder an die Startlinie eines Ironman. Und auch wenn ich aktuell kaum zwei Kilometer laufen konnte, der Wunsch in mir war stärker denn je! Einen Ironman unter zwölf Stunden finishen! Diesen Traum wollte ich mir auf gar keinen Fall nehmen lassen. Also ließ ich irgendwann das ganze Fango-, Massagen- und Krankengymnastik-Gedöns und nahm einfach wieder mein normales Triathlon-Training auf. Anfangs nur in geringster Intensität und über ganz kleine Distanzen, und das steigerte ich dann von Woche zu Woche, bis ich fast wieder ganz normal trainieren konnte und von der Lähmung nur ein Kribbeln in den Zehen zurückgeblieben war.

Während meiner letzten Tage in der Rehaklinik hatte ich eine Journalistin des *Münchner Merkur* angerufen, die dort für unseren lokalen Würmtal-Teil schrieb. Gräfelfing, der Ort in dem ich lebe, liegt im Würmtal. Die Journalistin kannte ich von früher. Sie hatte schon einige Artikel über meine Ironman-Laufbahn geschrieben und war mir wohlgesonnen.

Unsere Bekanntschaft war nicht nur meiner ausgeprägten Eitelkeit geschuldet, sondern war ursprünglich entstanden, weil meine Mutter eines Tages zu mir sagte: »Es kann doch nicht sein, dass jemand, der so viel Sport macht wie du, niemals in der Zeitung steht!?« Ich versuchte gar nicht erst, ihr die Realitäten zu erläutern, denn meine Mutter glaubt sehr an mich, und jeder Sohn will schließlich seine Mutter stolz machen!

Meine Mutter liest den *Münchner Merkur* und mir war klar, dass ich es mit meiner jämmerlichen Leistungsfähigkeit nicht in den Mantelteil schaffen würde. Also war ich beim Lokalteil und bei besagter Redakteurin gelandet.

Und jetzt schrieb sie einen ganzseitigen Artikel mit dem Titel: »Ein Ironman lernt wieder laufen«, der ein paar Tage nach meiner Entlassung aus der Rehaklinik erschien. Aber natürlich wurde dieser Artikel nicht nur von meiner Mutter und den Nachbarn gelesen und ich bekam aufgrund dieses Artikels weitere Anfragen. Unter anderem nahm ich an einer bezahlten Studie über GBS teil, verdiente Geld mit einem Artikel in der *Frau im Spiegel*, hatte vier Drehtage mit der Sendung *GALILEO* meines Haussenders ProSieben und war Talkgast in der Sendung *Kölner Treff*, moderiert von Bettina Böttinger. Ich war die »Schicksalsgeschichte« und von sechs Gästen der einzige Nichtprominente.

Die lustige Runde bestand aus Günther Schramm (fast achtzigjähriger Schauspieler), Norbert Rier (Sänger bei den Kastelruther Spatzen), Mechthild Großmann (Schauspielerin, ja wer kennt sie nicht), Nathalie Gütermann (Hotelbesitzerin in Thailand und früher Moderatorin) und Bruce Darnell (einst bei *Germany`s Next Top Model*, später bei *Supertalent*). Und gerade besagter Bruce Darnell sollte sich überraschend als ein Problem erweisen.

Auf der Fahrt nach Köln zur Livesendung erfuhr ich, dass Bruce Darnell einer der Gäste sei. Bruce hatte kurz davor ProSieben verlassen und war zur ARD gegangen. Sollte Frau Böttinger mich, als ProSieben-Mitarbeiter, darauf ansprechen, wäre ich in einer argen Zwickmühle. Denn ich hatte zwar niemals direkt mit ihm gearbeitet und war auch auf gar keinen Fall befugt, in einer öffentlich-rechtlichen Sendung über ihn zu sprechen, aber ich wusste doch recht genau, wie die Verhandlungen mit Bruce gelaufen waren. ProSieben hatte Bruce groß gemacht. Und als er groß genug war, hatte er sich für Unsummen von der ARD abwerben lassen, wo er später den größten Flop des Jahres 2008 hinlegen sollte.

Auf jeden Fall wollte ich über dieses Thema um nichts auf der Welt reden, hätte aber auch Probleme gehabt, wenn er schlecht über meinen Arbeitgeber gesprochen hätte, da ich einfach wusste, wie die Wahrheit aussah. Meine Kollegen würden mit Sicherheit von mir erwarten, dass ich »unsere« Position verteidigte.

Also informierte ich die Moderatorin Bettina Böttinger über meine Sorgen. Sie führte mit jedem Gast ein Vorgespräch und zeigte sich durchaus aufgeschlossen für meine Bedenken, denn schließlich sei ich ja als Privatperson hier, als Schicksalsgeschichte, und nicht als ProSieben- Mitarbeiter. Sie versprach, auch Bruce darüber zu informieren, dass sie das Thema ProSieben ein wenig aussparen würde, und ich war erleichtert. Das änderte sich aber schon mit dem nächsten Satz, den sie sagte. »Wie soll ich Sie denn vorstellen, Herr Brendel? Ich dachte da an: Medienmanager!« Mir wurde ganz heiß bei der Vorstellung. Um Gottes willen, nein! Meine Kollegen würden sich totlachen! »Ich bin Redakteur; stellen Sie mich bitte einfach als Redakteur vor!« Eigentlich war ich leitender Redakteur und stellvertretender Leiter der Showabteilung. Aber lieber tiefstapeln, als übermäßig auf den Putz hauen. Frau Böttinger verzog das Gesicht. »Unter Redakteur können sich unsere Zuschauer aber nichts vorstellen … Naja, ich überleg mir was. Herr Brendel, was halten Sie von folgender erster Frage: Ist man bei ProSieben nicht sehr traurig, dass man Bruce Darnell an die ARD verloren hat?« Ich hätte vor Verzweiflung fast in meinen Sessel gebissen! Und langsam stieg der Gedanke in mir auf, dass ich gleich ein wenig blauäugig in die erste Livesendung meines Lebens gehen würde. Zumindest als Gast vor der Kamera war es meine Premiere.

Ich wehrte mich entschieden gegen diese Frage, wusste aber in meiner Verwirrung auch keine bessere. Madame Böttinger verzog wieder das Gesicht, versprach aber auch hier, sich etwas »zu überlegen«. Aber es kam alles noch viel schlimmer, als ich es mir in meinen schlimmsten Albträumen hätte ausmalen können.

32. Live mit Bruce

Die Sendung begann. Von Anfang an war klar, dass Bruce hier der absolute Stargast war. Die ARD wollte keine Gelegenheit auslassen, ihn und seine Sendung zu promoten. Die Moderatorin hing an seinen Lippen und strahlte ihn an. Bruce kauderwelschte um sein Leben, erzählte immer wieder seine allzu traurige Geschichte, die damit begann, dass seine jüngeren Geschwister ihn immer verkloppten, weil er anders aussah. Ich verstand kein Wort. Meine Schwester ist auch sechs Jahre jünger als ich, und allein die Vorstellung, dass sie mir auf dem Schulweg aufgelauert hätte, um mich zusammenzuschlagen, ließ mich grinsend in meinem WDR-Sessel sitzen. Nachdem die beiden ARD-Gewächse also die erste Hälfte der Sendung in trauter Zweisamkeit verbracht hatten, startete Frau Böttinger urplötzlich den sogenannten Crosstalk! In dieser Phase möchte sie alle sechs Gäste kurz miteinander ins Gespräch bringen. Und natürlich fing sie mit mir an. Ich hielt die Luft an, so gespannt war ich auf ihre erste Frage, die sie sich ganz allein ausgedacht hatte. »Herr Brendel, Sie sind ja Medienmanager bei ProSieben. Denken Sie, es ist ein Trend im deutschen Fernsehen, dass Männer wie Bruce (kurzes Strahlen zur Seite) öffentlich weinen und sich zu ihren Tränen bekennen?«

Ich war wie vom Donner gerührt, während ich förmlich spürte, dass eine Kamera mich live bildschirmfüllend aufs Korn nahm. Sie hatte mich gegen unsere Absprache nun doch als »Medienmanager«

vorgestellt. Und ihre Frage … Mein Gott! Aber jegliches Zögern wäre jetzt fatal.

»Also, erstens bin ich Redakteur bei ProSieben und kein Medienmanager, und zu weinenden Männern im Fernsehen kann ich nur sagen … also ich glaube nicht unbedingt, dass es ein Trend ist. Aber wenn es zu der jeweiligen Person passt, wie zum Beispiel zu Bruce mit seiner stark femininen Seite, dann ist es authentisch und ganz wunderbar.« Innerlich biss ich mir in die Eingeweide. Bruce und authentisch! Das ist ungefähr so, als würde man die Wildecker Herzbuben als magersüchtig bezeichnen. Trotzdem war ich erleichtert, diese erste Hürde souverän übersprungen zu haben … dachte ich!

Aber spätestens als ich in die beiden Gesichter blickte, brach mir schon wieder der Angstschweiß aus. Bruce röchelte: »What does Sie meinen?« Und auch seine neue beste Freundin bemerkte mit gerunzelter Stirn: »Ja, das verstehe ich auch nicht ganz. Was meinen Sie mit femininer Seite?« Für einen kurzen Moment dachte ich: »Oli, du hättest mehr Geld verlangen sollen!« Denn hätte ich gewusst, dass ich hier live an den Pranger gestellt werde, dann hätte ich meine Gagenforderung verzehnfacht.

»Na ja, also, ich meine, wenn Sylvester Stallone oder Bruce Willis, die für etwas ganz anderes stehen, ständig im Fernsehen weinen würden, wäre das irgendwie unpassend.«

Herrgott, ich war ihnen in die Falle gegangen. Und die anderen prominenten Mitstreiter in der Runde guckten nur dumpf und verunsichert. Diese Entwicklung des Gespräches zwischen

»Schicksalsgeschichte« und »Stargast« wirkte wohl auf jeden ein wenig unheimlich. Auch das Publikum verfiel in atemloses Schweigen, sodass ich das Zähneknirschen meiner wütenden und sehr impulsiven Gattin hören konnte. Und jetzt ging es erst richtig los! Bruce bäumte sich förmlich in seinem Stuhl auf und spuckte mehr schreiend als talkend in meine Richtung: »Ich bin eine Mensch!! Ich abe Gefühle! If you not can stand to your Gefühle, Sie tut mir leid! Sie tut mir sehr, sehr leid!« Standing ovations von den kostenlosen Rängen dieser wunderbaren Sendung. Die grauen Köpfe wippten, die dritten Zähne klapperten, und ich kochte vor Wut! Plötzlich wurden mir die Beweggründe von Bruce Darnell Superstar völlig klar! Er war angefressen, weil ich nicht wollte, dass heute und hier über ProSieben gesprochen wurde! Es traf ihn schwer in seiner neuen, erfolgsverwöhnten Eitelkeit, dass irgendein dahergelaufener Ex-Gelähmter sich anmaßte, ihm, Bruce dem Allmächtigen, Vorschriften zu machen. Deswegen suchte er irgendein Thema, um mich zu Brei zu stampfen.

Aber da hatte er die Rechnung ohne den unbeugsamen Willen eines GBS- Patienten gemacht, der vor kurzem noch an der Bettpfanne gehangen hatte. Ich musste mich jetzt nur noch kurz entscheiden, wie gemein es zwischen uns werden sollte. Und glauben Sie mir, kein einziges Gemeinheitsniveau war mir fremd. Ich hatte sieben Jahre lang die Nachmittags-Talkshow *Arabella Kiesbauer* produziert, und da hatte es von »Schau dich doch mal an …« bis hin zu »Wenn wir beide allein wären, würde ich dir jetzt den Kopf abreißen und dir in den Hals scheißen!« gereicht. Nur: Wie würde sich das mit meiner Schicksalsgeschichte vertragen? Ich konnte doch nicht eben noch den zähnefletschenden Talkshow-Hooligan geben und ein paar Minuten später meine rührende Geschichte erzählen? Und wie irritiert würde das Fernsehpublikum sein, wenn ein völlig Unbekannter sich mit Superstar Bruce anlegen und den Leuten damit den geruhsamen Fernseh-Freitag versauen würde?

Also entschloss ich mich zu einem moderaten Mittelweg: »Na ja Bruce, du weinst ja schon, wenn ein Kleid schön ist. Bei mir braucht es da halt mehr.« Jetzt drohte die besinnliche Stimmung endgültig zu kippen. Das Publikum gab eine Art »Uijuijui« von sich. Bruce schnappte affektiert nach Luft und durchkramte krampfhaft sein Gehirn nach einer passenden, halbwegs verständlichen Antwort, und Frau Böttinger schupperte angespannt auf ihrem Stuhl herum. Im Geiste sah ich sie schon kapitulierend rufen: »Ja, das ist live, meine Damen und Herren, da können die Emotionen schon mal überkochen.«

Aber schlussendlich rettete uns alle der Älteste der Runde, Günther Schramm. Sinngemäß sprach er leicht entnervt in die Runde: »Der eine weint halt viel, der andere weniger. Das ist doch jedem selbst überlassen. Ich würde auch nicht an jeder Stelle losheulen, aber wer das braucht, soll es halt tun.« Dagegen wagte Bruce nicht aufzumucken. Wahrscheinlich weil er sich dachte, das würde wohl nicht so gut ankommen. Und ich hielt gern die Klappe, wollte ich doch unbedingt noch mit meiner Schicksalsgeschichte punkten.

Nun kehrte also Ruhe in die Runde ein, und alle anderen Promis wurden der Reihe nach befragt. Ich wusste, dass die Schicksalsgeschichte immer als Letzte an der Reihe war, und hatte urplötzlich mit einem völlig neuen Problem zu kämpfen. Die Sendung zog sich nämlich, und ich musste immer stärker darum ringen, überhaupt die Augen offen zu halten. Und ich ertappte mich dabei, dass ich versucht war umzuschalten. Ist natürlich schwer, wenn man gerade selbst in einer Livesendung sitzt. Die Sendezeit neigte sich bereits dem Ende zu und das Publikum war bereits mehrheitlich weggenickt, da kam ich endlich dran! Aus dem Augenwinkel sah ich die runterlaufende Uhr und, zu meinem kalten Grausen, Bruce Darnell, der plötzlich wieder Energie bekam und sich in seinem Sessel ein wenig aufrichtete. Auf gar keinen Fall wollte ich, dass er sich in irgendeiner Form in meine Geschichte einmischte oder dazu äußerte. Also redete ich ohne Punkt und Komma. Gestattete mir keinerlei Pause, kein Äh, kein Ähm - eine absolut souveräne Performance, und das nur aus Sorge, Bruce könnte mir den Auftritt versauen.

Nach der Sendung sagte Frau Böttinger zum neuen Hoffnungsträger der ARD: »Wenn es einer schaffen kann, unseren Vorabend zu retten, dann bist du das, Bruce!« Ich weiß es nicht mehr genau, aber ich glaube, daraufhin hat er geweint.

33. Work, work, work, work work

Aber es stand noch eine weitere sehnlichst herbeigewünschte Herausforderung an: Mein erster Arbeitstag! Genau zehn Wochen war ich weg gewesen. Man sagt ja immer, dass sich in der Not die wahren Freunde zeigen und viele andere einfach verschwinden, aber ich kann das nur teilweise bestätigen. Auf jeden Fall habe ich während meiner Krankheit unglaublich viel Anteilnahme und Unterstützung erfahren, auch oder gerade von meinen Kollegen und meinem Arbeitgeber ProSieben. Der Medienbranche wird ja eine gewisse Oberflächlichkeit und Unmenschlichkeit nachgesagt. In Teilen mag das auch stimmen, aber generell gibt es doch einen ganz guten Zusammenhalt in dieser kleinen Branche und Menschen, die für andere Verantwortung übernehmen. Das habe ich am eigenen Leib erfahren, aber auch in vielen anderen Fällen beobachten können.

Mein Leben besteht eigentlich nur aus drei wirklich wichtigen Dingen: Familie, Job und Sport. Deswegen konnte ich es auch kaum erwarten wieder zu arbeiten. Am 12. Juni 2007 war es so weit. Back to work!

Ständig gab ich meine Geschichten zum Besten. Es tat gut, wieder bei den Kollegen zu sein. Schließlich war auch das ein Stück Leben, das ich mir zurückerobern wollte. Ich wünschte mir kaum etwas mehr, als möglichst schnell wieder den Zustand zu erreichen, denn ich vor der Krankheit gehabt hatte. Und kaum saß ich wieder auf meinem Bürostuhl, geschah ein Wunder nach dem anderen. Das Erste war, dass ich Uri Geller kennenlernte. Ich wurde spontan zu einem Termin mit dem Geschäftsführer von ProSieben gerufen, was auch nicht alle Tage vorkam. Ehrlich gesagt kam es eigentlich niemals vor. Dort saß eine größere Herrenrunde und mittendrin ein spindeldürrer Uri Geller, der eine unglaubliche Energie ausstrahlte und mich erstaunlich herzlich begrüßte. Uri hatte in Israel in einer mehrteiligen Show seinen Nachfolger gesucht und diese Show namens *The Sucessor* wurde zur erfolgreichsten Sendung der israelischen Fernsehgeschichte. ProSieben hatte sich die Rechte für Deutschland gesichert, und man hatte soeben beschlossen, dass ich der verantwortliche Redakteur sein sollte.

Ich hatte keine spezielle Meinung zu Uri Geller, eigentlich hatte ich ihn als Freak abgespeichert, der behauptete, mit seiner Geisteskraft Löffel verbiegen und Uhren reparieren zu können. Ich dachte wegen seines Vornamens, er wäre Schweizer, und ich fand ihn mit seinen einundsechzig Jahren definitiv zu alt für ProSieben. Schließlich ist ProSieben das Vollprogramm mit den jüngsten Zuschauern in Deutschland. Aber natürlich war alles anders. Zum einen ist er Israeli, und zum anderen ist er eine dermaßen energetische und jugendliche Persönlichkeit, dass man sein Alter sofort vergisst. Außerdem wirkte er überhaupt nicht wie ein Freak, sondern wie ein sehr cleverer Fernsehprofi, und von Anfang an war er der natürlichste und herzlichste Prominente, den ich jemals getroffen habe. Natürlich hatte man ihm bereits meine »Geschichte« erzählt, und vielleicht schloss er mich deswegen sofort ins Herz. Insgesamt war ich also sehr angetan von meinem ersten Zusammentreffen mit dem reichsten Mentalisten der Welt, hielt all das Gerede über seine mystischen Fähigkeiten für einen sehr gelungen PR-Coup und dachte mir, dass wir ein gutes Team bilden würden. Denn genau wie er, würde ich alles dafür tun, um Erfolg zu haben und die Menschen gut zu unterhalten.

Ich war froh, dass er so normal war und nicht der kapriziöse Verrückte, den ich befürchtet hatte. Sie sehen schon, ich glaubte nicht wirklich an seine angeblich übernatürlichen Kräfte. Zumindest dachte ich, dass zu diesem Punkt zwischen uns Klarheit herrschte, bis er beim Rausgehen zu mir sagte: »Listen! If they would know, that my power is real, they would kill me!«Und er hat mich in den nächsten Monaten wirklich überrascht. Denn er hat tatsächlich außergewöhnliche Fähigkeiten! Und das sage ich nicht nur, weil wir Freunde geworden sind.

Das nächste Wunder übermannte mich wenig später. Bei einer Mitarbeiterveranstaltung überraschte uns unser Geschäftsführer Andreas Bartl mit der Ankündigung, dass ProSieben die Rechte an fünf Heimspielen des FC Bayern München im UEFA-Cup 2007/2008 erworben hatte. Dieser Coup war ungefähr so wahrscheinlich wie ein Sieg von Conchita Wurst bei *Germany`s next Topmodel*. Und er kam auch nur zustande, weil die anderen Sender Uli Hoeneß mit ihren niedrigen Angeboten provoziert hatten.

Nun ist ProSieben ja beileibe kein Sportsender. Und wir haben auch keine Sportredaktion, geschweige denn Sportredakteure. Tja, Sie werden ahnen, wen nun dieses vollkommen unverhoffte Glück ereilte. Die Betreuung landete in der Unterhaltungsredaktion und dort natürlich bei mir, dem sportaffinsten Mitarbeiter. Nun hatte ich plötzlich die Verantwortung für die wichtigste Show des Senders im Frühjahr 2008, und ich hatte einige Arbeitstage in der Münchner Allianz Arena, was für mich als glühenden Bayern-Fan ungefähr so ist, wie wenn man einen Fußfetischisten in den Schuhschrank von Sonya Krauss sperrt.

34. Trilife-Team und Rabenvater

Aber die Wunder hörten noch lange nicht auf! Es gab eine Triathlon- Zeitung aus Österreich, die ich mir manchmal am Flughafen kaufte: TRILIFE. Sie ist für eine Sportzeitschrift ungewöhnlich gut geschrieben und stellte zu meinem Schmunzeln in jeder Ausgabe auch ein Auto vor, was, wie ich später erfuhr, der Tatsache geschuldet war, dass ein Großteil der Redaktion früher für ein Automagazin geschrieben hatte und man die alten Kontakte nicht ungenutzt lassen wollte. Auf jeden Fall suchte TRILIFE ein Team. Ein Team aus Amateur-Triathleten, die einfach eine besondere Geschichte zu erzählen hätten und gemeinsam, trainiert von Profi-Trainern und gesponsert mit Profi-Material, am IRONMAN AUSTRIA am 13. Juli 2008 in Klagenfurt teilnehmen sollten. Und natürlich durchfuhr mich sofort der Blitz der Erkenntnis: Das war es! Das war die gottgegebene Chance, mir den letzten Teil meines Lebens zurückzuholen: Meinen Traum-Ironman unter zwölf Stunden! Selbst als ich las, dass nur die zwanzig zu einem Casting eingeladen werden, welche die meisten SMSen von den TRILIFE-Lesern bekommen würden, war ich hundertprozentig sicher, dass ich in dieses Team kommen würde.

Aber wie sollte ich das der geplagten Ehefrau klar machen? Geschweige denn meinen Ärzten? Zunächst einmal beschloss ich, meine Ärzte überhaupt nicht zu fragen, und trat dann den schweren Canossa-Gang zu meiner wenig extremsportbegeisterten Gattin an. Doch wider Erwarten konnte sie sich meiner Begeisterung nicht entziehen und antwortete nur weise: »Wenn es dein Traum ist, dann mach es!«

Also bewarb ich mich, schickte fleißig SMS für mich selbst und aktivierte jeden, den ich kannte (und auch alle anderen), für mich zu voten. Einen Tag vor Einsendeschluss lag ich relativ abgeschlagen hinten, jedenfalls nicht unter den ersten zwanzig. Ich spielte kurz mit dem Gedanken, einfach selbst noch ein paar hundert SMS für mich zu schicken, ließ es dann aber bleiben. Wenn das Schicksal nicht wollte, dass ich in dieses Team kam, dann hatte das ja vielleicht auch seinen Sinn. Schließlich wusste ja niemand, ob mein Körper schon wieder bereit sein würde für einen Ironman.

An einem Tag im September 2007 endete die Abstimmung um Mitternacht. Ich wartete das Ergebnis nicht einmal ab und ging schon früher ins Bett. Am nächsten Morgen war ich unter den besten zwanzig, wurde zum Casting eine Woche später eingeladen, setzte mich dort durch und war im Team. Bis heute bin ich mir relativ sicher, dass das nicht mit rechten Dingen zuging. Scheinbar wollte man mich unbedingt im Team haben um meine Geschichte vermarkten zu können. Aber ganz ehrlich: Was soll‘s? Und hatte ich es nicht auch ein bisschen verdient?

Insgesamt waren wir zu neunt, drei Frauen und sechs Männer aus Deutschland, Österreich und der Schweiz. Prominentes Aushängeschild war der österreichische Moderator und Tausendsassa Christian Clerici. Ein wirklich extremer Mensch, der meinen höchsten Respekt besitzt!

Christian arbeitet wahnsinnig viel, feiert ausgiebig und ist trotzdem ein unglaublich trainingsfleißiger und knüppelharter Ironman. Ansonsten waren wir bunt gemischt. Totale Anfänger und Aspiranten für eine Hawaii-Qualifikation. (Nach Hawaii kommen nur die Besten aller Altersklassen. Hierzu braucht man zum einen ein ganz besonderes Talent, muss aber auch zumindest semiprofessionell leben.)

Mein Leben hatte innerhalb kürzester Zeit nach meiner Krankheit wirklich eine unglaubliche Fahrt aufgenommen. Beruflich war ich so glücklich wie noch nie zuvor, und sportlich platzte ich vor Vorfreude und Motivation, schien doch mein größtes sportliches Ziel, unter zwölf Stunden einen Ironman zu schaffen, plötzlich wieder in greifbarer Nähe.

Anfang Januar 2008 begann, nach intensivster Vorbereitung, die Live- Produktion von *The next Uri Geller* in Köln. Im Dezember hatte ich noch eine Woche lang die Produktion *The Masters of Legends* in Düsseldorf betreut. Und die Tennishelden meiner Jugend wie Boris Becker, John McEnroe und Michael Stich aus allernächster Nähe erlebt, was mir dann doch viel weniger Spaß brachte, als ich vorher erwartet hatte. Aber das ist eine andere Geschichte.

Ab Januar pendelte ich also zwischen München und Köln. Montag bis Mittwoch Köln, Donnerstag bis Sonntag München. Mein anspruchsvolles Trainingsprogramm, das uns die Trainer jede Woche zumailten, absolvierte ich überall. Auf Laufbändern und Ergometern in irgendwelchen Hotel-Fitnessräumen, im Freien und im Dantebad daheim in München.

Ganz Deutschland war gepflastert mit Uri-Geller-Plakaten. Der Druck auf die erste Ausstrahlung war enorm. Würde sich dieses gewagte Experiment, mit einem über sechzigjährigen extrem umstrittenen »Mentalisten« in die Primetime zu gehen, als Erfolg erweisen, oder würde es ein demütigender Misserfolg werden? Aber ich empfand die Situation einfach nur als berauschend. Nicht eine einzige Sekunde zweifelte ich daran, dass wir einen sagenhaften Erfolg hinlegen würden. Seit meiner »Auferstehung« war ich dermaßen positiv bekloppt, dass ich negative Gedanken, Sorgen oder Ängste gar nicht zulassen konnte. Im Nachhinein muss ich sagen, dass mein Zustand damals auch nicht zwingend »normal« war. Aber ich habe diese Zeit als eine der glücklichsten in meinem Leben in Erinnerung. Ich überredete Uri, statt »Eins, zwei, drei« auch in Deutschland »Achat, Staim, Schalosch« zu sagen, was eins, zwei, drei auf Hebräisch hieß. Mit diesem Ruf leitete Uri all seine Aktionen ein, und ich fand, dass das Hebräische viel mystischer klang. Später musste ich dann immer sehr lachen, wenn ich auf YouTube Videos sah, auf denen über sechzig Jahre nach der Verfolgung der Juden durch die Nazis etliche Deutsche ihren Fernseher auf Hebräisch anschrien. Nur klang das eigentlich fast immer wie: »Eckart, Stein, Arschloch!«

Die erste Sendung rückte immer näher, und am 6. Januar hatten wir das allererste Mal das gesamte Team zusammen im Studio. An einer solchen Sendung arbeiten viel mehr Menschen mit, als man sich das vielleicht vorstellt. Alles in allem saßen dort locker hundert bis hundertfünfzig Leute im Studio und wurden offiziell vom Produzenten der Show, Otto Steiner, begrüßt.

Otto ist einer von drei Geschäftsführern der renommierten Produktionsfirma Constantin Entertainment, die diese Sendung im Auftrag von ProSieben produzierte. Wir kannten uns schon seit 2003; damals musste ich eine Redaktion, für die ich verantwortlich war, an die Constantin Entertainment outsourcen, und es war unter anderem dem sehr gewinnenden Wesen der drei Geschäftsführer Otto Steiner, Ulrich Brock und Onno Mueller zu verdanken, dass dieser emotional sehr heikle Transfer glimpflich und zur Zufriedenheit aller Mitarbeiter über die Bühne ging. Noch heute sind fast alle Kollegen, die damals schweren Herzens ProSieben verlassen mussten, bei der Constantin beschäftigt und haben zum Großteil Führungspositionen inne. Seitdem bewunderte ich diesen charismatischen Top-Fernsehmacher sehr, und uns verband eine aufrichtige Sympathie. Am Ende seiner Rede bat Otto mich auf die Bühne, damit ich das Team im Namen des Senders begrüßte und einschwor.

»Hallo zusammen, mein Name ist Oliver Brendel vom Sender ProSieben. Normalerweise machen Senderleute an dieser Stelle gerne Druck, erzählen, wie wichtig die Sendung für den Sender ist und dass wir uns alle mächtig ins Zeug legen müssen. Ich finde das immer albern. Denn welche Sendung ist nicht wichtig? Ist doch klar, dass wir alle unser Bestes geben, schließlich ist das ja unsere Aufgabe. Nein, mir ist viel wichtiger, dass wir alle in den nächsten Wochen auch eine Menge Spaß zusammen haben. Und jetzt möchte ich euch alle um eine Sache bitten! Mein Freund Uri Geller sagt immer, dass man alles erreichen kann, was man sich nur fest genug vorstellt. Deswegen bitte ich euch alle, euch jetzt ganz fest die Zahl zwanzig vorzustellen! Denn wenn wir zwanzig Prozent Quote erreichen, werden wir auf den Schultern aus der Halle getragen! Also, konzentriert euch! Auf mein Kommando: Achat, Staim, Schalosch!«

Die teilweise altgedienten Kameraleute und Produktionsleute schmunzelten ein wenig über diesen aufgedrehten Senderfuzzi auf der Bühne, und ich selbst kam mir ein bisschen vor wie einer von diesen durchgeknallten Motivations-Gurus, die kreischend vor irgendwelchen schmerbäuchigen Versicherungsvertretern über schlecht ausgeleuchtete Bühnen toben. Aber wie gesagt, ich war vollkommen unerschütterlich im Glauben an das Gute.

Doch schon bei den ersten Proben häuften sich die Probleme. Die fünf Mentalisten, die wir für die erste Sendung ausgesucht hatten, waren nervös, die Performance, mit der wir die Sendung eröffnen wollten, wirkte über den Bildschirm nicht halb so gut wie live, und der Rabe unseres Rabenvaters Vincent Raven stellte sich als vollkommen studiountauglich heraus. Er blieb einfach nicht auf seiner Stange sitzen, sondern flatterte wie bekloppt durchs Studio, flog gegen Lampen und setzte sich irgendwann erschöpft auf irgendwelche Zuschauerköpfe. Aber was das Allerschlimmste war: Nie und nimmer würden wir die Livesendung in der festgelegten Zeit durchziehen können.

Vorgeschrieben waren genau zwei Stunden inklusive der Werbung. Sprich von 20:15 bis 22:15 Uhr. Bei den Proben wurde uns klar, dass wir froh sein konnten, wenn wir um 23 Uhr fertig sein würden.

Das konnte mich aber auch nicht erschüttern. Frohen Mutes rief ich meine Sendeplanung an, um zu fragen, wie lange ich denn überziehen könnte. Schließlich waren wir eine Livesendung, noch dazu die wichtigste des Frühjahrs, und normalerweise gab es immer eine gewisse Toleranz.

Die Antwort der Sendeplanung war: »Du darfst genau nicht eine Minute überziehen!«

Mir wurde ganz schlecht. Mein direkter Vorgesetzter, der Unterhaltungschef von ProSieben, Jobst Benthues, ignorierte meine panisch vorgetragenen Bedenken weitestgehend und sagte nur: »Du machst das schon!« Ich telefonierte mich von Pontius zu Pilatus, schilderte immer und immer wieder die Gegebenheiten, machte klar, dass es gegen jeden gesunden Menschenverstand verstieß, an einem Ende um 22:15 Uhr festzuhalten. Aber ohne Erfolg. Schließlich verlangte ich eine Entscheidung von allerhöchster Stelle. Der Geschäftsführer von ProSieben, Andreas Bartl, ein einfach wunderbarer und extrem kompetenter Mann, würde mich sicher unterstützen!

Seine Antwort kam schnell und in Form einer E-Mail, also schriftlich, was es unmöglich machte, sie zu ignorieren:

»Lieber Oli, in der gebührenden Reihenfolge: Zuerst einmal viel Glück für die Sendung morgen! Zum Zweiten möchte ich Dich dringend bitten, die Sendung pünktlich zu beenden. Danach startet die neue Staffel von *Switch reloaded*, und Du musst bitte auch an die Kollegen denken! Viel Glück und beste Grüße, Andreas Bartl«.

Nun muss man wissen, dass Andreas mir während meiner Krankheit sehr persönlich geschrieben hatte, was meine Wertschätzung für ihn noch gesteigert hatte. Andererseits hatte ich natürlich auch großen Respekt vor ihm und jetzt Schwarz auf Weiß eine klare Ansage von höchster Stelle.

Ich schloss die E-Mail und sagte zu mir selbst: »Oli, das gibt Ärger!« Gemeinsam mit dem Produktionsteam der Constantin Entertainment gingen wir die inhaltlichen Probleme an. Wir stellten die Auftrittsreihenfolge der Mentalisten um und ließen Vincent Raven und seinen Raben vor einer Werbepause auftreten. Wir hatten nämlich herausgefunden, dass der Rabe im Studio ohne Thermik nach sechs bis sieben Minuten keine Kraft mehr zum Flattern hatte und wir ihn dann problemlos aufsammeln und auf seinen Ständer setzen konnten. Sechs bis sieben Minuten waren fast genau die Länge unserer Werbepausen. Aber unser allgemeines Längenproblem bekamen wir trotzdem nicht in den Griff. Die einzige Möglichkeit wäre gewesen, die Auftritte der hypernervösen Mentalisten während der Livesendung einfach abzubrechen bzw. ihnen dies anzudrohen. Eine Maßnahme, die unsere Künstler vollkommen verstört und den Erfolg der Sendung sicher verdorben hätte.

Und so beschlossen wir, es einfach drauf ankommen zu lassen. Mir war klar, dass ich dafür zur Rechenschaft gezogen werden würde, sollte sich das Sendungsende auch nur um wenige Minuten verzögern. Aber ganz ehrlich: Es war mir vollkommen egal! Ich freute mich tierisch auf die Sendung, hatte das Gefühl, dass wir eine wunderbare und denkwürdige Show abliefern würden, und machte mir keinerlei Gedanken um irgendwelche Konsequenzen. In der Sendung gab es ein Telefonvoting. Die Zuschauer sollten entscheiden, welcher Mentalist ihnen am besten gefallen würde. Derjenige mit den wenigsten Stimmen schied aus. Wir tippten alle auf Vincent Raven, den Rabenvater. Wir hatten lange mit uns gerungen, ob wir ihn überhaupt in die Sendung nehmen sollten. Lange erschien er uns einfach viel zu abgefahren und verrückt, um mit ihm in eine Livesendung zu gehen. Schließlich hatten wir entschieden, ihn in die erste Sendung zu nehmen, damit der Spuk zumindest schnell ein Ende hätte. Es sollte sich als die beste berufliche Entscheidung meines Lebens erweisen!

Wir wollten in der ersten Sendung darauf verzichten, zu oft zum Voten aufzurufen, da das meistens nicht so gut für die Quote ist. Und für eine gute erste Quote wollten wir lieber auf die Einnahmen durch die kostenpflichtigen Anrufe verzichten.

Am 8. Januar 2008 gingen wir das erste Mal live auf Sendung. Die Stimmung in einer Live-Regie bei einer solchen Sendung ist vergleichbar mit der in einer NASA-Zentrale bei einem heiklen Raketenstart. Aber alles klappte großartig. Unsere holländische Regisseurin Catherine hatte akribisch jedes einzelne Bild geplant. Und jedes Bild sah einfach super aus. Die Performances klappten, und im Vergleich zu den Proben legte jeder Künstler noch mal eine Schippe drauf. Leider auch zeitlich …

Und dann kam Vincent Raven, und die Überlängen-Katastrophe nahm ihren Lauf. Natürlich startete der Rabe sofort wieder durch und flatterte los. Unser Moderator Stefan Gödde verabschiedete sich souverän in die Werbung, und sobald wir vom Bildschirm waren, jagten unsere Leute am Set dem Vogel hinterher. In der Regie brüllte alles durcheinander. »Habt ihr den Vogel? Wo ist der Rabe?« Die Head Sets und Funkverbindungen glühten. Und schon war die Werbung vorbei, und wir wurden von der Sendezentrale in Unterföhring runtergezählt: »Fünf, vier, drei, zwei, eins«. Und wer saß, als wir wieder ins Bild kamen, brav und ziemlich erschöpft auf seiner Stange? Der Rabe! Er hieß übrigens Corax, und Vincent sprach »Rabisch« mit ihm.

Bei der nächsten Sendung hat Vincent dann seinen Raben einfach daheim in Bern gelassen. Das sei alles zu viel für sein Tier. Obwohl er uns in den Wochen vor der Sendung immer wortreich versichert hatte, dass seine Raben alle extrem fernseherfahren wären und er da überhaupt keine Probleme sehen würde! Jetzt hatte er eins! Denn für uns war völlig klar, dass Vincent Raven niemals ohne einen Raben die Bühne betreten würde. Aber das wollten und konnten wir dem äußerst empfindlichen Schweizer Künstler auf keinen Fall so sagen. Vincent hatte uns zwar versichert, dass er weltweit der einzige Mensch wäre, der dressierte Raben besitzen würde, aber Versuch macht klug, und so hängten wir uns ans Telefon. Nach fünfzehn Minuten hatten wir genau fünf dressierte Raben zur Auswahl. Wir entschieden uns für ein weibliches Exemplar namens Renate, weil es Corax noch am ähnlichsten sah. In der Sendung hieß Renate natürlich weiterhin Corax, was sie offenbar so sehr verstörte, dass sie wirklich bei jedem Auftritt und bevorzugt in Großaufnahme auf die Bühne schiss. Sensibel machten wir Vincent nun klar, dass ein

Wunder geschehen sei und wir tatsächlich den einzigen dressierten Raben, neben seinen, gefunden hätten. Der Schock stand ihm ins Gesicht geschrieben.

Sein Auftritt in der ersten Sendung allerdings war à la bonheur. Unsere drei prominenten Gäste schrieben auf einen Zettel, mit wem in der »Anderswelt« sie Kontakt aufnehmen und was sie diesen Anderswelt- Bewohner fragen wollen. Diese Zettel wurden von Vincents Assistentin eingesammelt und sofort verbrannt. Natürlich ohne dass Vincent sie lesen konnte. Vincent und Corax guckten dann angestrengt ins Feuer, und im Anschluss »erzählte« Corax seinem Rabenvater, was auf den Zetteln gestanden hatte. Alle drei Promis auf unserer Gästecouch kamen dran, aber am gerührtesten war Anni Wendler, bekannt dadurch, dass sie mal an Heidi Klums Model-Wettbewerb *Germany's next Topmodel* teilgenommen hatte. Anni war bildhübsch, trug ein riskant kurzes schwarzes Kleid zu endlos langen Beinen. Der Rabe Corax hatte »gesehen«, dass Anni ihren verstorbenen Vater gefragt hatte, ob es ihm gut gehe. Als Vincent dies Anni sagte, kullerte eine Träne über Annis Wange, die unsere Regisseurin Catherine wunderschön in Großaufnahme einfing. Eine schöne Frau, ein mysteriöser Kauz und eine echte Träne: Das ist der Stoff, aus dem Fernsehträume gemacht werden!

Vincents Performance hatte gefühlt eine Stunde gedauert, in echt war es wahrscheinlich noch länger. Bei einer Livesendung hält der Regieassistent Kontakt mit der Sendezentrale in München. Kurz nach 22:15 Uhr, dem eigentlichen Ende der Sendung, hatte sich die Sendezentrale gemeldet, aber das war noch vor Vincents Performance gewesen! »Hallo, Köln. Wie lange braucht ihr noch?« Der Regieassistent sah mich panisch an: »Was soll ich sagen Oli?«

»Sag ihm, noch mindestens eine Stunde!« Daraufhin drehte der Mann am anderen Ende der Leitung durch! Er verlangte, sofort einen Verantwortlichen zu sprechen, sonst würde er uns einfach vom Sender nehmen. Also sprach ich halt mit ihm.

»Hallo? Mein Name ist Oliver Brendel. Ich übernehme die volle Verantwortung!«

»Wer sind Sie, zum Teufel?«

»Ich bin der verantwortliche Redakteur.«

»Sie können gar nicht die Verantwortung übernehmen! Sie sind gar nicht befugt! Es ist völlig ausgeschlossen, dass ihr so lange auf Sendung bleibt! Das wäre eine krasser Verstoß gegen die Werbezeitrichtlinien!«

»Gut, dann geben Sie mir Ihren Namen. Wenn Sie die Livesendung beenden und uns vom Sender nehmen, haben Sie morgen Ihren letzten Arbeitstag.«

Er geiferte mir irgendetwas hinterher, aber ich hörte schon nicht mehr zu. Ich wusste, dass er uns niemals vom Sender nehmen würde. Diese Entscheidung konnte er ebenso wenig treffen, wie ich diese maßlose Überziehung verantworten konnte. Aber who cares? Das war mein Moment! Meine Nacht! Noch vor einem halben Jahr ein Pflegefall, stand ich hier in einer Live-Regie in Köln und war mir absolut sicher, das Richtige zu tun. Und irgendwann war die Sendung dann doch zu Ende.

Vincent Raven war nicht ausgeschieden, und die Uhr zeigte 23:45. Wir hatten um anderthalb Stunden überzogen.

Auf dem Weg zur After-Show-Party kamen wir bei den Leuten vorbei, welche die Anrufe der Zuschauer aufnehmen. Da wir, wie beschrieben, so gut wie gar nicht aufgerufen hatten zu voten, erwarteten wir uns keine besonders hohe Zahl an Anrufen. Aber die Zahl war gigantisch! Und neunzig Prozent aller Anrufe hatten Vincent Raven gegolten. Wir hatten einen Star geschaffen.

Die Nacht wurde noch lang und endete, wie so viele Nächte, an der Bar im Medien-Leute-Hotel Savoy. Seltsamerweise sprach mich niemand auf unsere maßlose und eigenmächtige Verlängerung der Sendung an.

Irgendwann im Morgengrauen landete ich dann doch in meinem Bett. Und obwohl ich mir fest vorgenommen hatte, so früh möglich die Quote zu erfahren, die um ca. 8:30 Uhr im Videotext erscheint, schlief ich fast bis 11 Uhr.

35. Meine beste Quote ever

Die Quote ist der heilige Gral aller Fernsehmacher. Wobei im Privatfernsehen einzig und allein die Altersgruppe von vierzehn bis neunundvierzig Jahren relevant ist: Der Anteil an allen Vierzehn- bis Neunundvierzigjährigen, die überhaupt ferngesehen haben, das ist die Quote. Sie wird in Deutschland von der Gesellschaft für Konsumforschung (GfK) mit Hilfe des sogenannten Panels ermittelt. In der Bevölkerung eines Landes wird eine Auswahl an Haushalten getroffen, die in ihrer Zusammensetzung der Struktur der Gesamtbevölkerung nahekommt. Diese ausgewählte Gruppe ist die Panelgruppe; sie umfasst in Deutschland 5640 Haushalte mit ca. 13.000 Personen. Die Panelgruppe bekommt eine technische Ausrüstung zur Aufzeichnung der Fernsehgewohnheiten. Sieht ein Mitglied des Haushalts fern, muss es einen Knopf auf der speziell ausgestatteten Fernbedienung betätigen. Das Messgerät zeichnet im Sekundentakt die gesehenen Sender auf. Kommt ein weiteres Haushaltsmitglied hinzu, muss auch dieses seinen Knopf auf dem Messgerät oder der Fernbedienung drücken, der Sender hat ab dem Zeitpunkt einen Zuschauer mehr. Das Messgerät schickt die gesammelten Daten täglich zwischen fünf und sechs Uhr per Modem an das Rechenzentrum, welches die Daten auswertet und auf die Gesamtheit aller deutschen Einwohner und in Deutschland lebenden EU-Bürger hochrechnet. Was zum Beispiel auch dazu führt, dass türkische Staatsbürger nicht mitgezählt werden … Einschaltquoten für die Sendungen eines Tages liegen den Fernsehsendern erst am nächsten

Morgen ab etwa 8:30 Uhr vor. Dies ist nicht überall so: In Brasilien etwa werden die Einschaltquoten in Echtzeit gemessen, daher kann es vorkommen, dass bei Livesendungen bestimmte Programmteile verlängert oder gekürzt werden, wenn die Quoten gerade besonders steigen oder sinken, oder dass völlig unmotiviert eine Stripperin oder ein Esel in die Sendung geschickt wird, um die Quote zu steigern.

In den Händen der GfK lag also jetzt mein Schicksal. Als ich endlich aufwachte und dickschädelig Orientierung im Hier und Jetzt suchte, durchfuhr es mich wie ein Blitz: die Quote! Aber schon ein Blick auf mein stumm geschaltetes Handy sagte eigentlich alles. Ich hatte über 40 Anrufe und SMS mit überschwänglichen Glückwünschen erhalten. Einige SMS erwähnten auch die Quote: 20,1 Prozent! Später wurde die Quote dann auf zwanzig Prozent korrigiert. Exakt das, was ich vorhergesagt hatte! Danach war ich einigen Leuten ein bisschen unheimlich.

Übrigens wurde niemals ein Wort verloren über meine eigenmächtige Überziehung der ersten Sendung um neunzig Minuten. Und für alle weiteren Sendungen erhielt ich freie Hand, was die Länge betraf.

Die zweite, eigentlich wichtigere Quote lag bei 19,7 Prozent. Die zweite Quote ist deswegen wichtiger, weil auf der ersten Sendung immer eine ganz besondere Aufmerksamkeit liegt. So auch hier: Die Zuschauer hatten die Plakate in ganz Deutschland gesehen; Uri war in diversen Talkshows, u. a. bei Kerner im ZDF gewesen, um die Sendung zu promoten, und hatte den Print-Kollegen unzählige Interviews gegeben. Außerdem wurden für die erste Sendung schon Wochen vorher viele, viele Trailer auf ProSieben gezeigt, um auf die erste Ausstrahlung aufmerksam zu machen. Man sagt, dass die erste Quote zu einem guten Teil dem Marketing gehört, aber die zweite Quote zeigt, ob die Sendung dem Publikum wirklich gefällt.

Spätestens jetzt wusste ich, dass mein beruflicher Moment gekommen war. *The next Uri Geller* war der größte Erfolg meiner Laufbahn. Dazu kamen die natürlich exzellenten Quoten der Spiele des FC Bayern, die ich ja zeitgleich auch noch betreute. Ich war »the man«, nur noch unterwegs und spürte eine Anerkennung innerhalb meines Senders wie nie zuvor.

Außerdem arbeitete ich intensiv mit Otto Steiner zusammen, was meine Wertschätzung für diesen leidenschaftlichen Programmmacher sogar noch vergrößerte. Ich genoss das uneingeschränkte Vertrauen von Uri, verbrachte auch privat sehr viel Zeit mit ihm und trieb mit ihm gemeinsam die Sendung inhaltlich voran.

36. Kündigen?

Otto Steiner bot mir immer wieder an, doch in seine Firma zu wechseln. Die Constantin Entertainment ist eine hundertprozentige Tochter der Constantin Film und eine der größten und erfolgreichsten TV- Produktionsfirmen Deutschlands. Ich wusste aber nie so recht, ob er es ernst meinte mit seinen Angeboten; außerdem hatte ich eigentlich immer gedacht, dass ich bei ProSieben in Rente gehen würde.

Dort hatte ich gleich nach meinem Studium als Praktikant bei der Talkshow *Arabella Kiesbauer* angefangen und war in meinen ersten sieben Jahren sechsmal befördert worden. Dann war ich in die Unterhaltung gewechselt, wo ich nun schon seit über fünf Jahren den Posten des »stellvertretenden Leiters Show« innehatte. Ich fühlte mich wohl bei ProSieben, verdiente gut und hatte ja gerade die tollsten Projekte aller Zeiten. Außerdem, und das war eigentlich das Ausschlaggebende, fehlte mir immer der Mut, über zwölf Jahre Betriebszugehörigkeit zu riskieren. Ich war mir zwar sicher, dass Otto mich voll und ganz unterstützen würde, aber trotzdem ist ein Jobwechsel natürlich immer ein Risiko.

Schlussendlich gab meine Frau den Ausschlag. »Mein Gott, du kannst doch wenigstens mal ernsthaft mit Otto darüber sprechen! Dann siehst du ja, wie ernst er es meint. Und du bist ja nicht mit ProSieben verheiratet!« Womit sie vollkommen recht hatte!

Über zwölf Jahre bei einem Unternehmen sind in unserer Branche wirklich eine Menge Holz. Illoyalität konnte mir eigentlich

niemand vorwerfen. Und wie gesagt: Ich hatte keine Ahnung, wie ernst es Otto überhaupt meinte.
Es zeigte sich aber, dass er es sehr ernst meinte! Sofort als ich ihm eine SMS schrieb, dass wir mal reden sollten, kam seine Antwort, und wir vereinbarten ein Treffen am Morgen der letzten Uri Geller-Sendung, dem 26. Februar 2008 im Hotel Savoy. Ich versuchte, mich nicht zu sehr reinzusteigern. Konnte das Angebot so gut sein, dass ich dafür so viele Jahre Sender aufgeben würde? Das wagte ich mir nicht vorzustellen. Denn in meiner Idealvorstellung wollte ich mich in jeglicher Hinsicht deutlich verbessern. Und insgeheim dachte ich wohl, dass all das sowieso nicht drin sein könnte.

Am Morgen des 26. Februar war ich schon früh wach, lief noch eine Stunde auf dem Laufband im Hotel-Fitnessraum, denn auch mein großes Ironman-Ziel hatte ich niemals aus den Augen verloren, und ließ mich dann ins Savoy fahren, in dem ich niemals absteige, weil ich um die Gefährlichkeit der Hotelbar und der »Absacker« weiß, die meistens erst im Morgengrauen ihr Ende finden. Otto war völlig klar, ernsthaft und professionell. Und das Angebot machte mich sprachlos. Kein Haken weit und breit. Mein Herz war sofort bei der Constantin, schon allein aus Dankbarkeit für dieses Vertrauen, diese Wertschätzung.
Als ich meinen Chef bei ProSieben über meine Absichten informierte, war er zu meiner Überraschung bereit, ein Gegenangebot zu machen. Das fiel ebenfalls sehr großzügig aus, aber den Ausschlag gab, dass ich endlich mal etwas riskieren wollte und mir dachte: »Wer eine vollständige Körperlähmung überwunden hat, braucht vor gar nichts mehr Angst haben. Der kann alles meistern.«

Auf zur *Constantin!* In das Abenteuer, Dienstleister, Verkäufer und Produzent zu sein! Am Abend gewann Vincent Raven das große Finale, den Titel »The next Uri Geller« und damit hunderttausend Euro. Nach der Sendung genossen wir eine rauschende After-Show-Party, größer als ich es jemals erlebt hatte. Alle bedankten sich überschwänglich bei allen, ich hielt auch eine kleine Rede und war rundum glücklich. Uri und ich gingen als Freunde auseinander, und das sind wir eigentlich heute noch. Bis 2009 hatten wir noch gemeinsame Projekte, ich war einmal bei ihm in London auf seinem feudalen Anwesen und habe das erste Mal in meinem Leben in einem Gästehaus übernachtet. Danach zog Uri weiter durch die Welt mit seinem Format. Eroberte nach den USA, Deutschland, Holland, der Türkei und Ungarn auch noch Russland und während der Entstehung dieses Buches Schweden und die Ukraine. Nachdem die Staffel mit Uri Geller abgeschlossen war und auch die Rechte an den Spielen des FC Bayern ab dem Viertelfinale an SAT1 fielen, trat ich ein wenig kürzer und widmete mich verstärkt meinem nächsten Ziel für 2008: Ein Ironman-Finish unter zwölf Stunden.

37. Are you an Ironman?

27. Februar 2007 bis 13. Juli 2008

Nachdem ich während der gesamten beruflich sehr intensiven Zeit trotzdem fast täglich mein Training durchgezogen hatte, stand als nächster sportlicher Meilenstein das erste Trainingslager meines Lebens mit dem TRILIFE-Team in Kroatien an. Dort nach sieben Stunden Fahrt angekommen, bekamen wir den wichtigsten Teil unserer Ausrüstung überreicht: sündteure Zeitfahrräder aus Carbon, ausgestattet mit den teuersten Komponenten auf dem Markt. Mit diesem P3 der Firma Cervelo war der Schweizer Cancellara 2007 Weltmeister im Zeitfahren geworden. Ich erwartete mir einiges!

Die Trainer ordneten gleich mal eine »kleine« abendliche Ausfahrt an. Diese entpuppte sich als Fünfzig-Kilometer-Tour mit erheblichen Steigungen. Mein Sattel war nicht richtig eingestellt, dazu hart wie Stahl, da er auf jegliche Polsterung komplett verzichtete. Ich hatte unfassbar schlechte Laune und war nur am Fluchen. Mistrad! Mistkroatien! Mist »kleine« Ausfahrt! Ich erkannte mich kaum wieder; schlechte Laune gehört eigentlich so gut wie gar nicht zu meinem Charakter.

Wahrscheinlich entstand sie dadurch, dass mich das neue Rad sehr verunsicherte. Es war viel schwerer zu fahren, als ich es gewohnt war, und, da es ausschließlich auf Speed ausgerichtet war, auch alles andere als komfortabel.

Aber diese erste Ausfahrt war nur ein kleiner Vorgeschmack. Jeden Tag spulten wir unzählige Kilometer auf unseren Achttausend-Euro-Drahteseln ab. Es stellte sich heraus, dass ich die absolute Null war, was Windschattenfahren betrifft. Immer wieder ließ ich abreißen, und die Gruppe musste auf mich warten. Irgendwann wurde es Heinrich, einem unserer Trainer, zu bunt, und ich musste mich direkt hinter ihm einordnen. Er an der Spitze, ich dahinter und die ganze Gruppe hintendran.

Jetzt muss man wissen, dass Heinrich ein aktiver österreichischer Ironman-Profi ist. Und dass ich oft den Verdacht hatte, er sei gar kein Mensch, sondern eher ein Mammut gefangen im Körper eines Menschen. Heinrich fuhr also mit 35 bis 40 Stundenkilometern voll im Wind und ich gezwungenermaßen im Windschatten hinterher. Es war absolut mörderisch! Auf keinen Fall wollte ich schon wieder abreißen lassen, schließlich war ich bereits blamiert genug. Aus irgendeinem Grund hatte ich die schlechteste Radform der gesamten Gruppe. Sogar die drei Mädels waren mir über, und der etwas korpulente Volker sowieso. Heinrich blickte sich immer wieder nach mir um und achtete darauf, dass er sein Höllentempo zumindest manchmal ein wenig begrenzte. Was reizend war, denn ich rechnete jeden Moment damit, dass ich meine Lungenflügel hochwürgen würde und sie leise fiepend auf dem Asphalt zum Liegen kämen. Außerdem war dieses Windschattenfahren mental so anstrengend, dass ich mir irgendwann richtiggehend wünschte zu stürzen, um endlich dieser Seelenqual zu entkommen. Man muss sich wahnsinnig konzentrieren, um erstens nicht abreißen zu lassen und zweitens seinem Vordermann nicht volles Gerät reinzubrettern, falls er überraschend bremsen müsste. Wobei man zweites bei Heinrich eigentlich streichen konnte. Ich glaube, sein Rad hatte überhaupt keine Bremsen.

Jetzt darf man nicht denken, dass unsere Ausfahrten nur über flaches Terrain gingen. Nein, sie waren gespickt mit teilweise brutalen Anstiegen. Der einzige Vorteil an diesen Kletterstücken war, dass wir hier nicht Windschatten fuhren, sondern jeder für sich. Am ersten

Tag war ich am Berg konsequent Letzter, und die Gruppe musste am Gipfel auf mich warten. Am zweiten Tag überholte ich zumindest Sonja, eine bildhübsche Österreicherin, deren derber Dialekt mich immer wieder überraschte. Am Ende unseres Trainingslagers war ich am Berg auch einmal Erster. Was nicht hieß, dass ich plötzlich der beste Radfahrer war, denn wir hatten mit dem Tiroler Nico, einem Mann der Berge, ein unfassbares Talent in unseren Reihen, und auch der fünfundfünfzigjährige Schweizer Thomas sowie Christian Clerici waren mir als Athleten einfach haushoch überlegen und würden es auch immer bleiben: Im Ausdauersport erlebt man keine Überraschungen, es sei denn, man greift zu Doping. Aber die anderen fünf aus unserer Trainingsgruppe (drei Damen, den bereits erwähnten Volker und den Anfänger Michael) hatte ich zumindest im Griff.

Das Radfahren war das eine, aber natürlich wurde auch jeden Tag gelaufen und bisweilen auch geschwommen. Im Schwimmen war ich dank meiner maroden Technik ganz klar das Sorgenkind der Gruppe, während ich im Laufen mehr als gut mithalten konnte. In neun Tagen Trainingslager bin ich 600 Kilometer geradelt, sechzig Kilometer gelaufen und sechs Kilometer geschwommen. So gerüstet, trainierte ich auch in den nächsten Wochen hochmotiviert bis zu sechzehn Stunden pro Woche.

38. I love racing – Die Vorbereitungsrennen

Und schon stand unser erster Testwettkampf in Amberg an. Eine Kurzdistanz über 1,5 Kilometer Schwimmen in einem Schwimmbecken, 47 Kilometer auf dem Rad und 10 Kilometer Laufen. Dass in einem Becken geschwommen wird, ist eher ungewöhnlich. Normalerweise schwimmt man in Seen, Flüssen oder vereinzelt und eher international auch mal im Meer. Aber gerade deswegen legte ich Schwimmboje eine für meine Verhältnisse grandiose Zeit hin. 30 Minuten auf 1500 Meter war für mich persönliche Bestleistung. Mein Ziel war der teaminterne dritte Platz hinter Nico und Thomas, die ich nur schlagen könnte, wenn sie ausfallen würden, und das wünscht man ja keinem. Christian Clerici war in Amberg nicht dabei; aber auch meine anderen Team-Mitglieder waren ernsthafte Konkurrenten. Auf dem Rad fuhr ich einen Schnitt von 32,7 Stundenkilometern, und die zehn Kilometer lief ich in 48 Minuten.

Zusammengefasst: Ein Super-Rennen für mich! Und der dritte Platz im Team sprang auch noch raus.

Allerdings nur hauchdünn, nämlich acht Sekunden vor Antje, einer ehemaligen Leichtathletin, die ich nur um ein paar Sekunden hinter mir ließ. Und das, obwohl sie auf dem Rad viel Zeit eingebüßt hatte, weil ihr Sattel falsch eingestellt war. Sie schwor mir Revanche, und es war klar, wenn zwei im Team ein ungefähr gleiches Leistungsniveau hatten, dann waren das wir beide. Und zwei gemeinsame

Wettkämpfe standen noch an: Ein halber Ironman in Rapperswil in der Schweiz und schließlich unser aller Ziel, der Ironman Austria in Klagenfurt.

Sofort nach dem Wettkampf in Amberg flog ich mit meiner Familie nach Mallorca, wo ich in zwei Wochen noch einmal 800 Kilometer auf dem Rad und 55 Kilometer Laufen draufpackte. Denn schon in der Woche nach unserer Rückkehr aus dem Urlaub stand der halbe Ironman in der Schweiz auf dem Programm.

Drei Dinge waren mir vollkommen klar vor dem IRONMAN 70.3 in Rapperswil:

1. Christian Clerici, Startzeit 15 Minuten nach mir, würde mich irgendwann einholen.
2. Thomas, der Schweizer, Startzeit 30 Minuten nach mir, würde mich auch irgendwann einholen.
3. Antje würde furchtbare Rache nehmen für die acht Sekunden, die ich in Amberg schneller gewesen war.

Es sei denn … ja es sei denn, es würde ein Wunder geschehen und ich würde komplett über mich hinauswachsen!

Schwimmen: 1,9 Kilometer in 42 Minuten

Unser Coach Stefan hatte mir als Tipp gegeben, gleich im Pulk mitzuschwimmen und lieber zu schnell anzufangen als zu langsam. Aber mein überbordendes Selbstvertrauen hatte diesen Tipp wohl ein wenig überinterpretiert, und so sah man wenig später kleines dickes Brendel in der allerersten Startreihe mit dem Startseil in der Hand. Um mich herum beäugten mich misstrauisch breitschultrige Burschen, die schon aus dem Mutterleib mit perfekter Technik herausgeglitten waren. Und es kam, wie es kommen musste: In den ersten Minuten nach dem Start ließ ich fast mein Leben im eiskalten Wasser des Züricher Sees. Ich wurde getaucht, getreten, verflucht, gezwickt und ja, ich glaube, sogar gebissen. Zu allem Überfluss bekam ich eine

Art Panikattacke, vergaß plötzlich unter Wasser auszuatmen und war schon nach wenigen Sekunden eigentlich mit dem Rennen fertig. So richtig gut wurde es dann beim Schwimmen auch nicht mehr, die Panik begleitete mich während der ganzen Strecke, wenn ich einmal einen Wasserschatten fand, verfiel der garantiert ins Brustschwimmen und schleuderte mir seine Füße ins Gesicht. Kurz: Ich war froh, als ich das Wasser verlassen konnte. Der Blick auf die Uhr beim Ausstieg hat mich dann trotzdem sehr enttäuscht. Die gleiche Strecke war ich vier Tage vorher beim Neo-Test im Pool sechs Minuten schneller geschwommen.

Rad: 85 Kilometer in 2 Stunden und 48 Minuten

Aufgescheucht durch die schlechte Schwimmzeit und immer noch mit der Schwimmpanik in den Knochen, flippte ich durch die Wechselzone wie ein angeschossener Luftballon; beim Aufsteigen aufs Rad rutschte ich zweimal vom Pedal und prellte mir sämtliche Unterleibsknochen und -organe.

Und dann, ja, dann kam ich zur Ruhe. Ich lag auf dem Rad, mein ganzer Unterleib pochte, und ich hörte in meinem Kopf unseren Coach Heinrich sagen: »Bist du deppert? Nimm dich nicht so wichtig! Vollkommen egal, wer dich einholt und wer dich besiegt, du kannst eh nicht schneller, als du kannst.« Na ja, und so zur Vernunft gekommen, fuhr ich eine sensationelle Radzeit, wobei der Umstand doch sehr half, dass die Radstrecke nicht wie ausgeschrieben 90 Kilometer, sondern nur 85 Kilometer lang war.

Lauf: Halbmarathon in einer Stunde und 45 Minuten

Etwas dehydriert kam ich auf die Laufstrecke, hatte auf dem Rad ein neues Ernährungssystem ausprobiert, das nicht wirklich gut funktionierte. Die ersten Verpflegungsstationen habe ich deshalb angesteuert und mich wieder richtig »aufgefüllt«. Aber dann sah ich sie – die Jäger! Erst Christian Clerici, locker und mit einem Lächeln auf den Lippen, wenig später den Schweizer Thomas, mit einem Affenzahn seine Mitstreiter wie Slalomstangen umkurvend. Ich hatte keine Ahnung, wann sie mich einholen würden, aber ich wollte meine

Haut zumindest so teuer wie möglich verkaufen. Ab jetzt wurde jede Station durchlaufen, immer nach dem gleichen Muster: Schwamm, Cola, Wasser. Und mit diesen beiden bärenstarkem Musterathleten im Nacken lief ich das Rennen meines Lebens! Meine Bestleistung eine Stunde und vierundvierzig Minuten im Solo-Halbmarathon lag sieben Jahre zurück und stammte aus meiner reinen Läuferzeit. In Rapperswil bin ich gerade mal eine Minute langsamer gelaufen, und ich konnte es kaum glauben, aber zwei Kilometer vor dem Ziel wusste ich plötzlich, dass mich heute niemand einholen würde, denn der IRONMAN 70.3 in Rapperswil war der beste Wettkampf meines Lebens. So landete ich tatsächlich das allererste Mal bei einem Triathlon mit einer Gesamtzeit von fünf Stunden und zwanzig Minuten in der ersten Hälfte der Ergebnisliste und hatte wieder um einen Wimpernschlag, nämlich um genau eine Minute, Antje hinter mir lassen können, obwohl sie eigentlich in jeder Disziplin besser ist als ich. Aber in Rapperswil hat das Laufen entschieden, und Antje fehlten aufgrund einer Sehnenreizung etliche Laufkilometer. Wenn das beim Ironman in Klagenfurt auch so gut klappen würde und ich mein großes Ziel, einen Ironman unter zwölf Stunden zu beenden, erreichen würde, dann wäre ich wohl der glücklichste Ex-Gelähmte unter der Sonne!

So, und nach diesem fantastischen Wettkampf wurde ich Profi. Da ich zum 30. Juni 2008 gekündigt hatte, stellte mich ProSieben den ganzen Juni über frei, damit ich nicht auch noch die aktuellsten Betriebsgeheimnisse mit zu meinem neuen Arbeitgeber nehmen konnte. Als ob es in unserer Branche irgendwelche Geheimnisse gäbe!

So konnte ich mich den ganzen Juni über ausschließlich meiner Ironman- Vorbereitung widmen und war gewillt, von mir aus auch vierzig Stunden die Woche zu trainieren. Aber meine Trainer zeigten mir spontan den Vogel: In meinen vier Wochen als »Profi« durfte ich genau siebenundfünfzig Stunden trainieren, was einem Wochenschnitt von etwa vierzehn Stunden entspricht und selbst für meine Verhältnisse nun wahrlich nicht allzu viel war. Da hatte ich durchaus auch schon mal das Doppelte an Trainingsstunden pro

Woche zustande gebracht. Aber nicht umsonst waren unsere Trainer richtige Profis und führten uns umsichtig und verletzungsfrei durch die gesamte Vorbereitung.

Aus purem Übermut beschloss ich, nur drei Wochen vor dem Ironman noch an einem weiteren Wettkampf teilzunehmen. Aber nicht an irgendeinem, sondern am Schlierseer Kurztriathlon, einem Wettkampf, der für mich eine ganz besondere Bedeutung hat. Schon dreimal war ich dort gestartet. 2002, 2003 und 2004. Jeder einzelne Start war eine unglaubliche harte und demütigende Erfahrung gewesen. Zweimal hatte ich den letzten Platz in meiner Altersklasse belegt, und jedes Mal war ich an den unmenschlichen Bedingungen gescheitert. Dieser Triathlon gilt als einer der härtesten der Welt, zumindest über die kurze Distanz. Denn man muss 1.039 Höhenmeter zu überwinden, allein achthundertfünfzig davon auf dem Rad. Gefürchtetes Schmankerl ist der Schlussanstieg zum Radziel hoch zum Spitzingsattel. Auf vier Kilometer Länge muss man eine durchschnittliche Steigung von zwölf Prozent überwinden. Das wird jetzt nicht jedem etwas sagen, aber glauben Sie mir, es ist mörderisch. 2003 war ich mit einem Magen-Darm-Infekt ins Rennen gegangen und hatte mein Rad zum Spitzingsattel hochschieben müssen. Trotzdem habe ich schiebend eine Frau überholt, die noch fuhr, so steil ist es.

Entsprechend niedrig waren meine Erwartungen, speziell auch deswegen, weil ich diesen Wettkampf voll aus dem Training absolvieren musste, ohne wirkliche Ruhepause davor. Zwei Tage vor dem Wettkampf hatte ich noch fünf Stunden trainiert. Aber eine neue Bestzeit sollte es schon sein. Meine bisherige, aus dem Jahr 2004, lag bei drei Stunden und einundzwanzig Minuten.

Die Vorzeichen vor dem Alpentriathlon am Schliersee waren also alles andere als günstig. Körperlich fühlte ich mich nicht frisch, und auch mental stimmte mich die Tatsache nicht positiv, dass ich das allererste Mal einen Wettkampf ohne jegliches Tapering (= reduziertes Training mit nur noch kurzen Belastungen, um die Form »zuzuspitzen«) absolvieren musste.

Schwimmen: 1,5 Kilometer

Abgesehen von der Tatsache, dass ich meine Badekappe verlor, gab es keine besonderen Vorkommnisse. Im Pool kann ich diese Strecke mit Neopren um die 28 Minuten schwimmen, im Freiwasser und im Getümmel kam ich auf 31 Minuten, was aber trotzdem eine neue Schliersee-Bestzeit war.

Rad: 40 Kilometer

Meine Taktik war es, alle Anstiege möglichst locker zu fahren und überall dort, wo es flach war oder bergab ging, ordentlich Druck zu machen. Was dank meines Super-Rades auch wunderbar klappte. Am Berg wurde ich überholt, danach habe ich alle wieder gekriegt. Nur leider erwischte mich kurz vor den zwölf schnellen letzten Kilometern das Unheil: Als ich hinten auf das große Kettenblatt schalten wollte, verabschiedete sich die Kette und fiel leider nicht zum Rahmen hin, sondern vom Rahmen weg und verkeilte sich so, dass ich sie einfach nicht mehr auf die Zahnkränze bekam. Immer hektischer werdend, versuchte ich alles, um mein Rad wieder flott zu kriegen, aber vergebens. Minutenlang zog das Feld wieder an mir vorbei, während ich mit inzwischen pechschwarzen Händen mein radtechnisches Ungeschick verfluchte. Mit viel Biegen, Drücken und Zerren habe ich es dann doch irgendwie geschafft und fuhr mit enormer Wut im Bauch die nächsten zwölf Kilometer bis zum Schlussanstieg.

Der Spitzingsattel - was hatte ich hier schon gelitten! Und dieses Jahr? Problemlos! Es war mir selbst ein Rätsel, aber als sich das Radziel näherte, dachte ich nur: »Was, schon vorbei?« In sagenhaften siebenundneunzig Minuten inklusive beider Wechsel hatte ich trotz Kettenproblem meine Angststrecke bewältigt. Elf Minuten besser als 2004.

Laufen: 10 Kilometer

Ich wechselte nach fast genau zwei Stunden und acht Minuten auf die Laufstrecke und war mir jetzt vollkommen sicher, meine Gesamt-Bestzeit von drei Stunden und einundzwanzig Minuten knacken zu können. Aber was auf der Laufstrecke geschah, kann ich selbst nur als absolutes Wunder bezeichnen. Den ersten Kilometer lief ich in 3:26 Minuten. Was den schnellsten Kilometer meines gesamten Lebens bedeutete. Nun muss man wissen, dass der erste Kilometer sehr viel bergab geht, dafür geht der nächste nur bergauf. Aber um es kurz zu machen, ich lief diese schwere Strecke mit vielen Höhenmetern schneller als einige Elite-Frauen (Die Bundesliga war am Start.) und sogar schneller als ein Elite-Mann. Nach 48 Minuten war ich fertig und hatte meine beste Laufzeit beim Schliersee-Triathlon um sage und schreibe dreizehn Minuten unterboten. Das ergab eine Gesamtzeit von zwei Stunden und 56 Minuten und Platz 62 von einhundertdreizehn Startern in meiner Altersklasse.

Wie gesagt, bei meinen ersten beiden Starts am Schliersee hatte ich jeweils den letzten Platz in meiner Altersklasse belegt. Selbst in meinen kühnsten Träumen hätte ich nie eine Zeit von unter drei Stunden für möglich gehalten. Denn die Leute unter drei Stunden, das waren für mich immer die richtig guten Athleten und dazu hatte ich mich eigentlich nie gezählt.

39. Der neue Job

Meinen neuen Job bei der *Constantin Entertainment* begann ich am 1. Juli. Mit allen Unsicherheiten, die eine solche Veränderung mit sich bringt. Anfangs war es nicht einfach für mich. Für viele Kollegen bei der *Constantin* war ich ein Senderfuzzi, der erst mal zeigen sollte, was er drauf hatte. Und für die Sender, unsere Kunden, war ich ebenfalls ein Senderfuzzi, der deswegen mit Sicherheit kein guter Produzent sein konnte. Sprich, mir wurde nicht gerade ein roter Teppich ausgerollt, und ich setzte mich selbst auch enorm unter Druck, weil ich das große Vertrauen und all die luxuriösen Annehmlichkeiten, die man mir zugestanden hatte, unbedingt mit Leistung zurückzahlen wollte.

Gleichzeitig musste ich aber immer wieder bemerken, dass ich noch sehr viel zu lernen hatte.

Aber es gab auch einige Kollegen, die mich von Anfang an unterstützten. Allen voran natürlich mein neuer Boss Otto Steiner. Otto hielt wirklich völlig unbeirrt zu mir, gestattete mir, Fehler zu machen, richtete mich auf, wenn ich am Verzweifeln war und ist schlussendlich der Grund, warum ich mich durchbeißen konnte und glücklich und nicht ganz ohne Erfolg für die Constantin Entertainment insgesamt fünf Jahre gearbeitet habe.

Aber dies alles wusste ich natürlich noch nicht in meinen ersten zwei Wochen. Hauptsächlich versuchte ich, mich in dem neuen Job zu orientieren, was mich so beschäftigte, dass ich kaum an meinen Ironman dachte.

40. Das wichtigste Rennen meines Lebens

Die letzten zwei Wochen vor einem solchen Wettkampf sind sehr hart. Man fährt die Trainingsumfänge extrem zurück, damit der Körper völlig erholt in den Wettkampf gehen kann. Diese Phase nennt man, wie schon gesagt, Tapering (Zuspitzung). Die Form wird also »zugespitzt« auf den Tag X. Nur ist der Körper jetzt über Monate viel und teilweise hartes Training gewöhnt und reagiert mit Entzugserscheinungen. Man fühlt sich ständig krank und schlapp, schläft oft schlecht und hat Kopfschmerzen.

Das ist zwar ganz normal und passiert jedes Mal wieder, trotzdem ist es sehr beunruhigend.

Am 10. Juli, drei Tage vor dem großen Wettkampf, reiste ich mit Kind und Kegel an. Allein das Packen für ein solches Ereignis ist eine Wissenschaft für sich. Man arbeitet mit Checklisten, um ja nichts zu vergessen. Natürlich könnte man sich vor Ort alles kaufen, was man vergessen hätte, aber für den Athleten ist es extrem wichtig, sein gewohntes Material bei sich zu haben. Denn merke: Probiere nie etwas im Wettkampf aus, was du nicht im Training getestet hast!

Wir kamen spätabends an. Meine Familie brachte ich in einem sehr luxuriösen Hotel unter, auch als Dank für die monatelange Unterstützung und Toleranz. Ich selber schlief in einem Zimmer mit Nico, dem Urvieh aus Tirol, in unserem Athleten-Hotel. Abends saßen wir noch lange zusammen, und langsam wuchs die Spannung auch bei mir. Hier war ich also, kurz vor der Erfüllung meines großen

Traumes, der mir vor fünfzehn Monaten von einer tückischen Krankheit weggenommen worden war. Das war das letzte Teilchen, das in meinem Puzzle noch fehlte; dann wäre mein altes Leben endlich wieder komplett. Alles andere hatte ich mir wieder erkämpft. Nur mein Traum-Ironman mit einer Gesamtzeit unter zwölf Stunden fehlte noch.

Ich hatte das Gefühl, dass die Trainer skeptisch waren, ob ich mein Ziel erreichen würde. Selbstverständlich hätten sie das niemals so gesagt!

Unsere beiden österreichischen Trainer Stefan und Heinrich aus Graz waren die größten Motivatoren unter der Sonne. Aber sie versuchten uns klar zu machen, dass wir primär den Wettkampf, für den wir alle so hart gearbeitet hatten, einfach genießen sollten. Was dann dabei rauskommt ist nicht das Entscheidende, denn man kann aus seinem Körper sowieso nur das rausholen, was durch Training und Talent in ihm steckt. Let the journey happen! Aber gib niemals auf!

Die letzten beiden Tage vor dem Wettkampf war nicht mehr viel zu tun. Wir radelten einmal um den Wörther See und besichtigten die Radstrecke. Ansonsten war ich bei meiner Familie oder ruhte mich aus. Und dann war es endlich so weit! Raceday!

Unzählige Male hatte ich mir den 13. Juli ausgemalt, mir immer und immer wieder vorgestellt, wie alles ablaufen würde. Und nun war er da, der Tag der Tage, und alles war ganz, ganz anders.

Aufwachen: 4 Uhr

Der Wecker klingelt, und ich wache auf mit Halsschmerzen. HALSSCHMERZEN! Keine Ahnung warum und wieso, aber sofort war ich beunruhigt, fühlte die Schwäche eines nahenden Infektes und konnte es einfach nicht fassen. Während sich Zimmernachbar und Übertriathlet Nico auf Betriebstemperatur brachte und seine Vorfreude im wahrsten Sinne des Wortes herausjauchzte, traf ich still und verunsichert meine letzten Vorbereitungen. Auf dem Weg zum Frühstück fing Nico tatsächlich an zu jodeln. Er ist nun mal ein Mann der Berge, und er hatte einen großen Tag vor sich. Bei mir jedoch waren alle letzten Handgriffe überschattet von den Halsschmerzen. Ich, der ich mir grundsätzlich keine Sorgen mache, hatte plötzlich Angst.

Schwimmen: 3800 Meter

Ich stellte mich ganz links auf, wo die langsamen Schwimmer standen, wie vorher mit den Trainern besprochen. Traf dort aber nur Christian Clerici. Wir umarmten uns kurz, ich hatte Tränen in den Augen, was unter der Schwimmbrille aber niemand sah, und schon ertönte der Startschuss. Zu meiner Überraschung war die Schwäche sofort weg.

Hatten mir vielleicht nur die Nerven einen Streich gespielt und ich war doch nicht erkältet? Das Kratzen im Hals war zwar immer noch da, aber da mir sonst nichts fehlte, schwamm ich unverdrossen weiter. Immer wieder bekam ich Schläge und Tritte ab; obwohl das bereits mein achtundzwanzigster Triathlon war, werde ich mich nie daran gewöhnen. Mir passiert es fast nie, dass ich jemanden heftig schlage oder trete, einfach deswegen, weil ich aufpasse. Gut, nun bin ich kein besonders schneller Schwimmer, aber man muss doch nicht zweimal voll durchziehen, wenn man schon beim ersten Mal spürt, dass der Zug auf einem Kopf landet.

Die letzten 800 Meter schwimmt man in Klagenfurt im engen Lendkanal. Es ist ein bisschen so, als ob man in einer Waschmaschine schwimmen würde. Überall sind Arme, Beine, Köpfe. An einem dran, unter einem drunter und über einem. Dazu wirbeln die vielen Schwimmer unzählige Wasserpflanzen vom Grund des flachen Kanals auf, die sich um Arme, Hände und Gesicht legen. Es war schon meine zweite Erfahrung mit dem Lendkanal. 2006 war ich bereits beim Ironman Austria gestartet und hatte damals meine bisherige Bestzeit von zwölf Stunden und 33 Minuten aufgestellt.

Eine Stunde und zwanzig Minuten fürs Schwimmen, vier Minuten schneller als 2006, der Wechsel klappte auch zwei Minuten schneller als damals, somit begann ich das Radfahren mit einem Sechs-Minuten- Polster auf meine Ironman-Bestzeit aus dem Jahr

2006. Aber ich hatte ja größere Ziele: Ich wollte heute die 12 Stunden knacken!

Rad: 180 Kilometer

Kurz nach der Wechselzone überholte ich Miri, unsere jüngste und auch bisher bei allen Wettkämpfen langsamste Teamkollegin. Ich feuerte sie an, vom Moderator hörte ich, dass Meister Clerici hinter mir lag, alle anderen wähnte ich weit vor mir. Und so war es auch: Die hübsche Sonja überholte ich nach etwa dreißig Kilometern; irgendwo nehme ich aus den Augenwinkeln etwas wahr, und später stellte sich heraus, dass dies Teamkollege Michael beim Reifenwechseln gewesen ist. Alle anderen bekam ich auf dem Rad nicht zu Gesicht, hörte aber ein paar Mal, dass Antje, meine große Konkurrentin, glänzend fuhr und deutlich vor mir lag. Wir beide haben uns jedes Mal hauchdünne Duelle geliefert und sind einfach gleich stark. Heute schien ihr Tag zu sein und ich gönnte ihr das. Sie ist ein feiner Mensch und eine atemberaubende Triathletin, mit viel mehr Talent gesegnet als ich. Sie wird noch viele glänzende Wettkämpfe abliefern.

Bei Kilometer 105 stellte mich Christian Clerici, viel später als ich erwartet hatte. Und obwohl mir bei den Anstiegen ein wenig die Kraft fehlte, dachte ich nun das erste Mal, dass ich heute eine großartige Radleistung abliefern würde. Trotz Halskratzen.

Doch dann ging plötzlich die Welt unter. Während es die ganze Zeit schon immer wieder kurz geregnet hatte, begann es jetzt plötzlich wie aus Kübeln zu schütten. Es regnete so stark, dass mir die Helfer kurz vor Klagenfurt keine Cola mehr reichten, sondern sich lieber unterstellten.

Na ja, mit Wut im Bauch fuhr ich die letzten Kilometer, so schnell ich nur konnte. Endlich runter vom Rad und von der nassen Straße. Fünf Stunden und 43 Minuten für die Radstrecke. Sage und schreibe 46 Minuten besser als 2006.

Nach einem euphorischen Blitzwechsel starte ich nach sieben Stunden und elf Minuten den Marathon. Noch fast fünf Stunden Zeit um die zwölf Stunden zu knacken. Bei meinen beiden bisherigen

Ironman-Wettkämpfen bin ich den Marathon schneller gelaufen. Trotzdem bin ich mir noch nicht sicher. Es kann sich jederzeit eine Schwäche in den Körper schleichen, und wenn man erst einmal anfängt zu gehen, dann kann man auch mal fünf bis sechs Stunden für den Marathon brauchen.

Laufen: 42,2 Kilometer

Die ersten beiden Kilometer lief ich deutlich unter fünf Minuten und war mir danach relativ sicher, einen guten Marathon abliefern zu können.

Jetzt bloß keine Fehler bei der Verpflegung machen und im Kopf stark bleiben! Zur Ablenkung rechnete ich mir bei jedem Kilometerschild aus, wie schnell ich jeden Kilometer noch laufen musste, um unter zwölf Stunden ins Ziel zu kommen.

Plötzlich erspähe ich bei Kilometer sieben einen bekannten Hinterkopf – Antje! Wie sich später herausstellte, hatte sie nach Schwimmen und Radfahren noch zehn Minuten Vorsprung. Aber das ist ein Wimpernschlag beim Ironman, zumindest dann, wenn man Probleme bekommt. Sie sah auch gar nicht gut aus und hatte sich anscheinend auf dem Rad übernommen. Während ich sie überholte, versuchte ich sie aufzumuntern, aber was will man schon sagen, man weiß ja selbst, wie man sich in so einem Moment fühlt.

Wie ein Maschinchen spulte ich nun meine Kilometer ab, wiederholte an jeder Station mein erprobtes Schwamm-Cola-Wasser-Ritual und rechnete vor mich hin. Irgendwann konnte ich mir zehn Minuten pro Kilometer leisten und würde trotzdem unter zwölf Stunden bleiben.

Trotzdem wollte ich auf keinen Fall nachlassen, denn ich wusste, meine Zeit heute war vielleicht für die Ewigkeit. Wer weiß, wann ich wieder einen Ironman machen würde.

Vier Stunden und dreizehn Minuten für den Marathon sind wieder siebzehn Minuten schneller als 2006 und bedeuten für mich eigentlich eine unvorstellbare Leistung. Viel zu kurz ist die Zeit auf der Zielgeraden. Die Uhr bleibt stehen bei elf Stunden und fünfundzwanzig Minuten! Vor Freude und Erschöpfung muss ich bitterlich weinen. Während des gesamten Wettkampfes habe ich mich subjektiv nicht gut gefühlt, und ich glaube, gerade deswegen habe ich meine absolute Maximalleistung abgerufen. Da ich immer mit einem Einbruch oder Rückschlag gerechnet habe, war ich sehr konzentriert und habe mich enorm zusammengerissen, um ja nicht mein Ziel zu verfehlen. Denn ich wusste, dass mich das extrem beschäftigen würde.

So stand ich im Ziel. Weinend und erschöpft. Die ganze Anspannung, die sich in mir angesammelt hatte in den Wochen meiner Krankheit und Reha und den bewegten beruflichen Zeiten danach, brach aus mir heraus. Ich hatte es geschafft! Jetzt, erst jetzt, war meine Welt wieder in Ordnung. Ich war wieder ein Ironman und hatte sogar ein Ergebnis erzielt, dass meine Erwartungen noch übertraf. Über eine Stunde schneller als 2006, und das nach einer kompletten Körperlähmung. Niemand hatte mir das zugetraut. Weder die Ärzte, wenn ich ihnen von meinem Vorhaben erzählt hätte, noch meine Trainer. Im Grunde genommen nicht einmal ich selbst. Jetzt war ich bereit, ein völlig neues Kapitel in meinem Leben aufzuschlagen. Bereit, die dunklen Schatten zu vergessen und voll und ganz nur noch für die Hoffnung zu leben. Für die Hoffnung, dass irgendwann immer wieder alles gut wird.

Und als ich dort im Zielraum in der Sonne stand, pitschnass und schluchzend wurde mir eines schlagartig klar:

Gott muss ein Ironman sein!

Nachwort – Acht Jahre später

Immer wieder werde ich gefragt, wie meine Geschichte mich verändert hat. Ob ich jetzt anders lebe? Dankbarer? Bewusster? Leichter wäre zu beantworten, WAS sich verändert hat. Nämlich alles. Meine Entscheidung 2008, eine sichere Festanstellung aufzugeben, hat mir ein unglaublich buntes Berufsleben beschert. Manchmal sehr viel härter, als ich es mir gewünscht hätte, aber auch intensiver, überraschender und ungewöhnlicher, als ich es mir je erträumt habe.

Seit 2016 Jahr leite ich ein Start-up, das versucht im deutschen TV- Produktionsmarkt Fuß zu fassen. Hinter der Firma steckt ein finanzstarker Investor; die Chancen sind immens, aber nur wenn ich meine ganze Energie und Zuversicht in diese Unternehmung stecke.

Und genau so möchte ich jetzt leben. Intensiv, ungewöhnlich, ja vielleicht sogar rastlos. Restlos positiv ist das nicht alles. Und so möchte ich das auch nicht darstellen. Denn dieser Rastlosigkeit ist auch meine Ehe zum Opfer gefallen. Ein zu sensibles Thema um es hier auszubreiten.

Nun, wie habe ich mich durch die Krankheit verändert? Negativ betrachtet kann man sagen, dass ich egoistischer geworden bin. Wenn man mir wohl gesonnen ist, könnte man aber auch sagen, dass ich einfach viel weniger Kompromisse mache. Am eigenen Leib zu erfahren, dass das erhoffte Leben innerhalb von Sekunden vorbei sein kann, verändert wohl jeden. Mich hat diese Erfahrung extrem auf mein persönliches Glück fixiert. Ich möchte dieses kurze Leben mit so vielen glücklichen, intensiven und besonderen Momenten füllen wie irgend möglich. Ist das egoistisch? Meinen Kindern sage ich immer, dass ein Egoist sich nie um andere kümmert. Aber ich werde mich immer um andere kümmern! Auch um Sie. Sollten Sie jemals am Guillan-Barré-Syndrom erkranken oder jemanden kennen, der betroffen ist, bitte melden Sie Sich bei mir. Ich möchte und werde gerne jedem GBS-Kranken Mut zu sprechen. Denn nichts braucht man mehr in diesem Leben als Mut!

Ihr Oliver Brendel
www.oliverbrendel.com

Informationen, Freunde & Partner

Deutsche Gesellschaft für Muskelkranke e.V. – DGM
Selbsthilfeorganisation für Menschen mit neuromuskulären Erkrankungen in Deutschland. **http://www.dgm.org**

Die Guillain-Barré Seite
Infoserver über das Guillain-Barré Syndrom
http://www.deutsche-emphysemgruppe.de/gbs/gbs-krankheit.htm

GBS CIDP Selbsthilfegruppe für Europa
Die Deutsche GBS Initiative e.V. ist eine Selbsthilfegruppe zur Unterstützung GBS und CIDP. **http://www.gbs-selbsthilfe.de**

Ironman
Internationale Events und Infos. **www.eu.ironman.com**

Murmel Clausen
Der wunderbare Autor Murmel Clausen. Wenn ich mal groß bin, will ich so werden wie er. **http://murmelclausen.de**

Nika Lubitsch
Ein weiteres Vorbild. **http://nikalubitsch.de**

train perfect
Die Herren, die mir meinen dritten Ironman ermöglicht haben und nach wie vor an meinem Schwimm-„Talent" verzweifeln. **http://www.train-perfect.at**

Team Motus
Ein stolzer Vater lässt natürlich seinen Sohn nicht unerwähnt! Und wer weiß, vielleicht sichert er ja mal meine Rente!?
https://www.youtube.com/watch?v=NWFqUim6m-0

Lightkid GmbH
2016 meine berufliche Gegenwart und gerne meine Zukunft bis zur bereits erwähnten Rente. **https://www.facebook.com/lightkid.tv/**

Der Song zum Buch

TANJA RICHTER

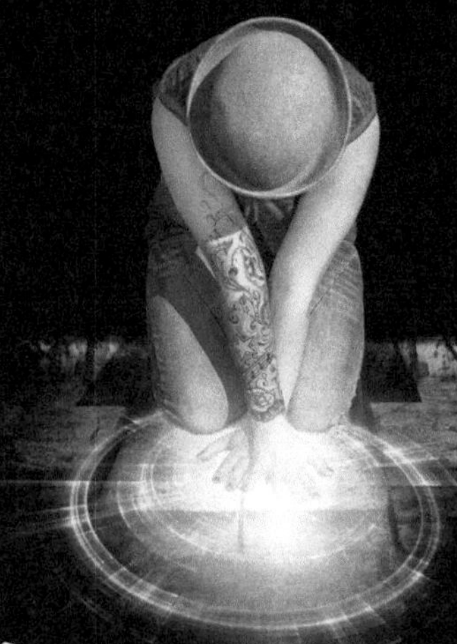

PianoZeit

RUN

Offizieller Song zum Buch „Drölfzigmal klingeln" von Oliver Brendel

www.pianozeit.de | f /pianozeit

Neuerscheinung 2016

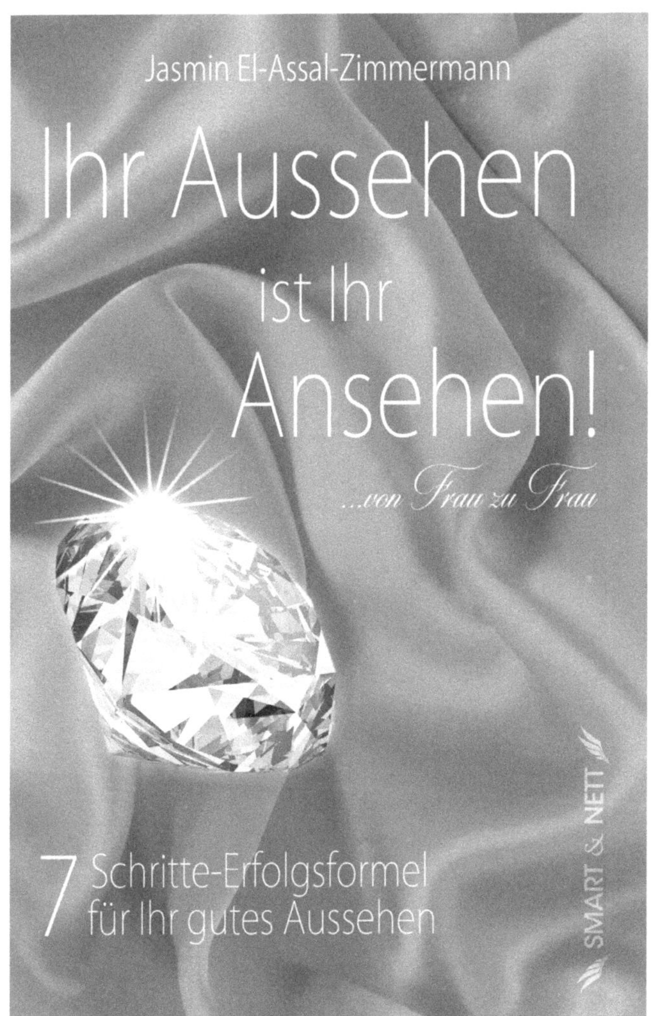

Ihr Aussehen ist Ihr Ansehen - Jasmin El-Assal-Zimmermann
ISBN: 978-3-946406-15-0 | EUR 16,80 | Smart & Nett Verlag

Neuerscheinung 2016

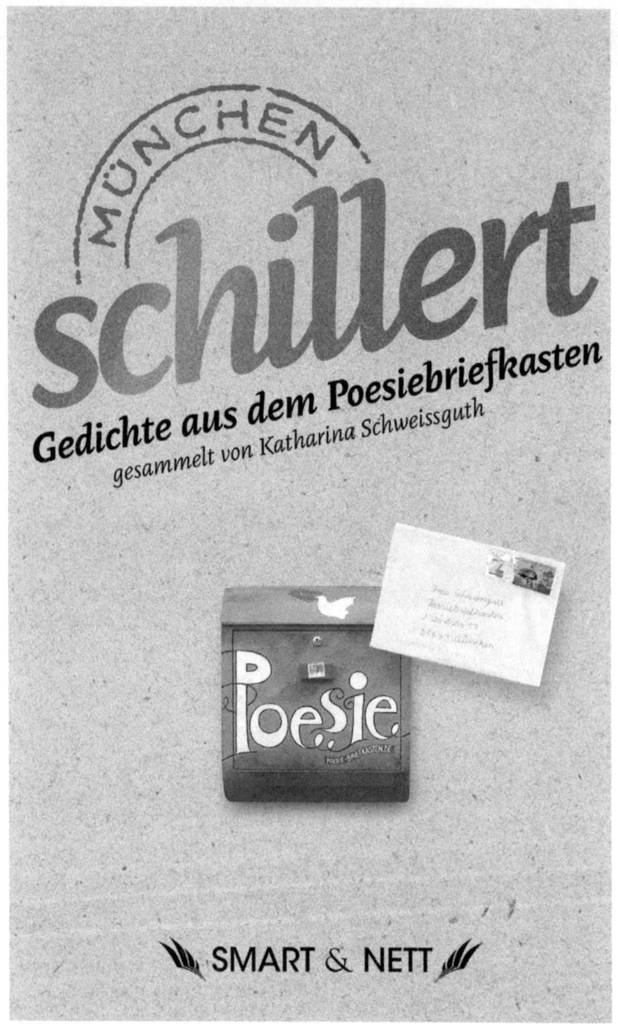

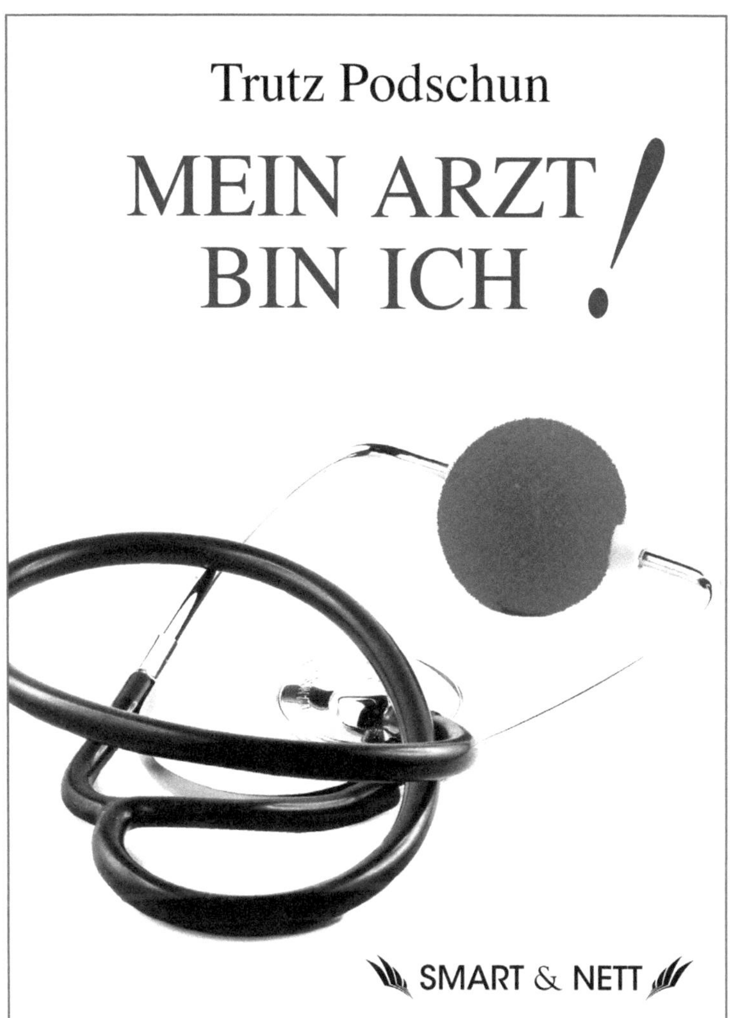
Trutz Podschun
MEIN ARZT BIN ICH!
SMART & NETT